丛书主编 贺银凤

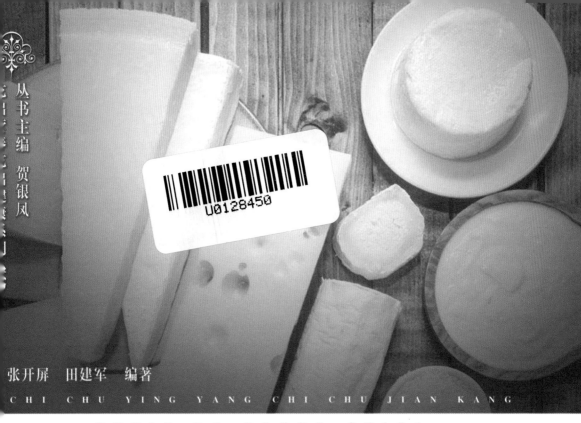

张开屏　田建军　编著

CHI CHU YING YANG CHI CHU JIAN KANG

RUPIN DE KEXUE CHIFA

吃出营养 吃出健康

乳是最古老的天然饮料！

CHICHU YINGYANG CHICHU JIANKANG

乳品的科学吃法

RUPIN DE KEXUE CHIFA

■　正确而科学地选购和食用乳制品，会明显增强乳制品对人体的营养和保健功效，会更好、更全面地保证乳的营养成分被人体充分吸收。科学膳食，营养平衡，一书在手，健康相伴！

内蒙古人民出版社

图书在版编目（CIP）数据

乳品的科学吃法／张开屏，田建军编著. –呼和浩特：内蒙古人民出版社，2017.5

（吃出营养吃出健康系列丛书／贺银凤主编）

ISBN 978-7-204-14719-9

Ⅰ.①乳… Ⅱ.①张… ②田… Ⅲ.①乳制品-食品营养 ②乳制品-食物养生 Ⅳ.①R247.1

中国版本图书馆 CIP 数据核字（2017）第 113125 号

吃出营养吃出健康——乳品的科学吃法

作　　者	张开屏　田建军	
责任编辑	侯海燕	
责任校对	杜慧婧	
责任监印	王丽燕	
封面设计	安立新	
出版发行	内蒙古人民出版社	
地　　址	呼和浩特市新城区中山东路 8 号波士名人国际 B 座 5 楼	
网　　址	http://www.impph.com	
印　　刷	内蒙古爱信达教育印务有限责任公司	
开　　本	710mm×1000mm　1/16	
印　　张	12.5	
字　　数	150 千	
版　　次	2018 年 1 月第 1 版	
印　　次	2018 年 1 月第 1 次印刷	
印　　数	1—3000 册	
书　　号	ISBN 978-7-204-14719-9	
定　　价	38.00 元	

如发现印装质量问题，请与我社联系。联系电话：(0471)3946120　3946173

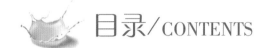

目录/CONTENTS

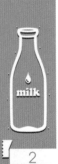

第一章 乳的基础知识

第一节 乳的概念与分类

一、乳的概念

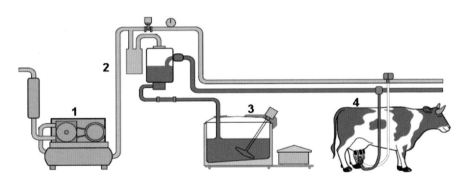

　　乳是什么,是哺乳动物分娩后,从乳腺中分泌的一种白色或稍带黄色的不透明的具有胶体特性的生物学液体;微甜,有特有香气,含有幼畜生长所需的全部营养成分;是哺乳动物出生后,最适于消化吸收的全价食物。

　　在市场上销售的液态奶有鲜奶也有复原奶,复原奶又叫"复原乳"或"还原奶",它是将奶粉添加适量水勾兑还原成与原来鲜奶中水、固体物比例差不多的乳液。但"复原乳"与鲜奶的营养成分有差异,"复原乳"在经过两次超高温处理后,营养成分有所损失,营养价值上不如巴氏消毒鲜奶。

二、乳的分类

人们经过对产乳动物长期的定向选育,育成了专门为人类提供乳品的产乳家畜,所产的乳主要分为牛乳、山羊乳、水牛乳、牦牛乳、驼乳及马乳,其中以牛乳产量最高。根据乳的特性,又可将乳分为初乳、末乳、常乳和异常乳。

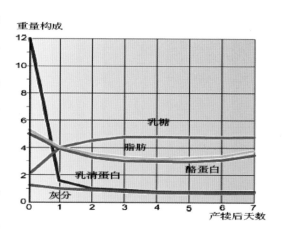

产犊后,乳中成分的变化

（一）初乳: 动物分娩后最初 7 天内所产的乳。

在动物分娩后的 1~2 天内,初乳的成分接近于母体的血浆。以后初乳的成分几乎逐日都有明显变化,蛋白质和无机质的含量逐渐减少,乳糖含量逐日增加,酪蛋白比例逐日上升,经过 6~7 天的时间转变为常乳。

初乳由于其感观不佳,口感微咸,以及热稳定性差等特点,不适用于加工成日常饮用乳,因此,通常把初乳划分为异常乳。目前市面上

也出现了不少初乳产品,主要保留的活性物质是初乳中的免疫球蛋白。初乳与常乳相比主要有以下特点:

1.蛋白质

初乳中的蛋白质含量远远高出常乳,特别是乳清蛋白质的含量高。初乳内含有比正常奶汁多5倍的蛋白质,且能直接被人体吸收,尤其是其中含有比常乳更加丰富的免疫球蛋白、乳铁蛋白、生长因子、巨噬细胞、中性粒细胞和淋巴细胞,这些物质都有防止感染和增强免疫的功能。初乳中含大量的生长因子,尤其是上皮生长因子,可以促进新生儿胃肠道上皮细胞生长,促进肝脏及其他组织的上皮细胞迅速发育,还参与调节胃液的酸碱度。

2.维生素

初乳中的维生素含量显著高于常乳。维生素 B_2 在初乳中的含量较常乳中会高出3~4倍,烟酸在初乳中的含量也比常乳高。初乳中的维生素 A 和 C 比常乳中高10倍,维生素 D 比常乳中高3倍。

3.无机盐与微量元素

初乳中灰分高,特别是钠和氯含量高。微量元素铜、铁、锌等矿物质的含量显著高于常乳,口感微咸。初乳中含铁量为常乳的3~5倍,铜含量约为常乳的6倍。特别富含镁盐,能促进消化管蠕动,有利于消化活动。

4.乳糖及酪蛋白

乳糖含量低,较少,酪蛋白的含量较少。

(二)常乳

乳牛产犊7天以后至干奶期开始之前(停止产奶前15天)所产的乳被称为常乳。常乳的成分及性质基本趋于稳定,为乳制品的加工原料乳。根据国家规定,常乳必须符合下列要求:

1.采用由健康牛挤出的新鲜乳。

2.色泽应呈白色或稍带微黄。

3.具有新鲜牛乳的滋味和气味,不得有异味。

4.不得含有肉眼可见的机械杂质,不得加入防腐剂。

5.鲜乳为均匀无沉淀的流体,呈浓厚黏性者不得使用。

6.干奶期前 15 天的老乳及产犊后的初乳不得使用。

7.通常要求脂肪不低于 3.2%,无脂干物质不低于 8.5%,酸度不得超过 20°T。

(三)异常乳

异常乳
- 生理异常乳(包括初乳和末乳)
- 化学异常乳(成分异常乳)
  - 酒精阳性乳
  - 高酸度乳
  - 低成分乳
  - 混入异物乳
  - 风味异常乳
  - 细菌污染乳
- 病理异常乳——乳房炎乳及其他病牛乳

当乳牛受到饲养管理、疾病、气温以及其他各种因素的影响时,乳的成分和性质发生了变化,甚至不适于作为乳品加工的原料,不能加工出优质的产品,这种乳被称作异常乳。异常乳的性质与常乳有所不同,但常乳与异常乳之间在外观上并无明显区别。国外将不适合作为饮用的乳(市乳)或用作生产乳制品的乳都称作异常乳。

初乳、末乳、盐类不平衡乳、低成分乳、细菌污染乳、乳房炎乳、异物混入乳等都属于异常乳。异常乳包括生理异常乳、化学异常乳、微生物异常乳、病理异常乳等。

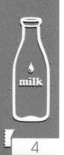

生理异常乳:主要有营养不良乳、初乳、末乳。

化学异常乳:主要有高酸度酒精阳性乳、低酸度酒精阳性乳、冻结乳、低成分乳、混入异物乳、风味异常乳。

病理异常乳:主要有乳房炎乳、其他病牛乳。

(四)末乳

母牛停止泌乳前(又称干奶前)一周内所分泌的乳汁称为末乳。末乳(又称老乳、终乳)中各种成分的含量除脂肪较低外,其他均较常乳为高。在末乳分泌期内,随着产期临近,泌乳接近结束,脂肪含量逐渐增加,但个体差别较大。末乳也较常乳浓稠,味道苦而微咸。由于末乳中的解脂酶增多,故带有油脂氧化味。因此,末乳也不宜作为乳品加工的原料。奶牛场一般不愿意把末乳单独分开,一般是同常乳混合在一起供收购加工。

第二节 乳的成分及其营养价值

一、乳的组成

哺乳动物所分泌乳的成分各不相同,这里只将人和其他一些动物的乳成分展示出来,如表1所示。

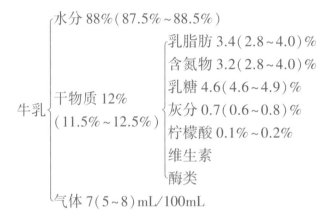

牛乳
- 水分88%(87.5%~88.5%)
- 干物质12% (11.5%~12.5%)
  - 乳脂肪3.4(2.8~4.0)%
  - 含氮物3.2(2.8~4.0)%
  - 乳糖4.6(4.6~4.9)%
  - 灰分0.7(0.6~0.8)%
  - 柠檬酸0.1%~0.2%
  - 维生素
  - 酶类
- 气体7(5~8)mL/100mL

表1 人和其他一些哺乳动物的乳成分 （单位:%）

成分	人	马	牛	山羊	绵羊
脂肪	3.4	1.2	3.6	4.1	3.9
蛋白质	1.6	2	3.4	3.7	6.2
乳糖	6.4	5.8	4.6	4.6	5.0
矿物质	0.3	0.4	0.8	0.8	1.0
柠檬酸等	0.2	0.2	0.2	0.3	0.2
水分	88.1	90.4	87.4	86.5	83.7

正常牛乳,各种成分的含量大致是稳定的,因此可以根据这一标准来辨别乳的好坏。乳的成分十分复杂,其中至少含有上百种化学成分,主要包括水、脂肪、蛋白质、乳糖、盐类、维生素、酶类及气体。当受

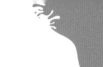

到各种因素的影响时,其含量在一定范围内会有所变化,其中脂肪变动最大,蛋白质次之,乳糖含量通常很少变化。

牛乳的主要化学成分及含量如表 2 所示。

表 2　牛乳的主要化学成分及含量　　　　　（单位：%）

成分	水分	乳固体	脂肪	蛋白质	乳糖	无机盐
变化范围	85.5~89.5	10.5~14.5	2.5~6.0	2.9~5.0	3.6~5.5	0.6~0.9
平均值	87.5	13	4	3.4	4.8	0.8

二、乳的营养价值

乳是膳食中蛋白质、钙、磷、维生素 A、维生素 D 和维生素 B_2 的重要供给来源之一。牛乳的营养成分随牛的品种、哺乳期、所喂养的饲料不同而有所差异,但市售鲜奶的脂肪和蛋白质含量是固定的。

乳的化学成分主要有水分、蛋白质、脂肪、乳糖、无机盐类、磷脂、维生素、酶、色素、气体以及其他微量成分。因此,从化学观点来看,乳是多种物质的混合体,实际上乳是一种复杂而具有胶体特性的生物化学液体。在这种分散系中,水为分散媒,分散在水中的蛋白质、脂肪、乳糖以及盐类等一百多种化学物质称为分散相或分散质。乳中的分散质有的以分子及离子状态存在,例如乳糖和无机盐类;有的呈乳浊质及悬浊质状态,例如蛋白质等;有的以乳浊液及悬浊液状态存在,例如脂肪等。

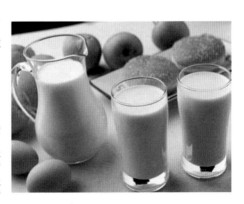

(一)蛋白质

牛乳中的蛋白质含量为 3%~4%,其中 80% 以上为酪蛋白,其他主要为乳清蛋白。酪蛋白是一种耐热蛋白质,但可在酸性条件下沉淀,酸奶即是以这个原理制造的。酪蛋白是一种优质蛋白,容易为人体消化吸收,生物价为85,并能与谷类蛋白质发生营养互补作用。

牛乳所含的蛋白质中有人体生长发育所必需的一切氨基酸。牛乳蛋白质的消化率可达98%~100%,生物价84;而豆类蛋白质的消化率为80%,因而乳蛋白为完全蛋白质。

乳蛋白质有其特定的营养价值,人膳食中乳蛋白质对婴儿和成人具有很大的作用。乳中必需氨基酸的量与人类所需的最适氨基酸量关系十分密切。因此,乳蛋白质最好的应用可作为植物性蛋白质的补充,从而发挥其富含必需氨基酸的优点,强化混合食品的营养价值。

1.酪蛋白的营养价值及生理作用

酪蛋白是一组具有特定分子结构的蛋白质,作为胶体的酪蛋白含有钙和无机磷酸盐,它是天然存在的磷蛋白的一种。酪蛋白是乳的专一性蛋白,酪蛋白的种类间一方面表现为差异性,另一方面又表现为营养方面的相似性,即酯结合磷酸盐含量高,脯氨酸含量高,含硫氨基酸,尤其是胱氨酸含量低,pH 为 4~5 时呈低溶解性。

α-酪蛋白是哺乳动物的主要蛋白,人乳中没有 α-酪蛋白,以 β-酪蛋白为主要酪蛋白形式。酪蛋白对幼儿饮食来讲既是氨基酸的来源,也是钙和磷的来源,酪蛋白在胃中形成凝乳以便消化,人乳的凝乳较牛乳软,这种生理重要性尚不清楚。而且作为钙、磷源,无乳膳食常常会有钙营养缺乏问题。

2.乳清蛋白的营养价值及生理作用

近年来,在食品中使用乳清蛋白引起人们特别的注意,这是由于乳清蛋白质的一个重要功能是提高乳蛋白质的营养价值。从人的营养观点来看,酪蛋白并不是最好的,比乳清蛋白营养差。乳清蛋白质

是一种营养价值很高的蛋白质，含有人体所必需的氨基酸，其含量除苯丙氨酸、酪氨酸、缬氨酸和甲硫氨酸略低外，其余必需氨基酸都高于酪蛋白。乳清蛋白提供的必需氨基酸比 FAO/WHO 标准

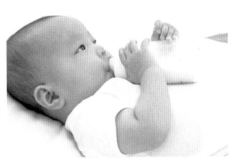

的最低量高出 2 倍，故在人乳中，乳清蛋白对酪蛋白进行营养补充使其必需氨基酸平衡，特别是第一限制性氨基酸（赖氨酸）含量很高，为 9.1 克/100 克蛋白质。对赖氨酸缺乏的谷物类蛋白质，如小麦蛋白、大米蛋白都具有良好的互补作用。此外，乳清蛋白质也是一种极易消化吸收的蛋白质，其蛋白质效率比、净蛋白质利用率和生物价都高于酪蛋白，是一般食品中蛋白质不可比拟的，特别适宜于婴儿及老弱者食用。

3.来源于乳蛋白质的生物活性肽

乳蛋白质除了作为重要的蛋白源之外，在生理上还有许多重要的作用，它是许多具有生物活性的肽的来源。对乳蛋白质中生物活性肽的研究始于 1979 年，即布兰特等人第一次从牛 ß-酪蛋白水解物中分离出了具有吗啡样活性的七肽。自此，相继从乳蛋白质一级结构的氨基酸序列中得到许多具有生理功能的活性肽，如吗啡样活性肽、抗高血压肽、免疫调节肽、抗癌细胞肽、抗血栓肽、促进金属离子吸收的肽、抗菌肽、促进细胞生长的肽等。这些肽的发现以及它们所具有的生理功能为今后保健食品和新药物的研究开发提供了新的资源。

（1）吗啡样活性肽

与吗啡一样，具有镇静、催眠、抑制呼吸等作用，除此之外，一些吗啡样活性肽还具有调节胃蠕动、调节免疫系统的作用。

（2）抗高血压肽

是具有抑制血管紧张肽Ⅰ转化酶（ACE）活性，从而可降低血压的小肽。自从 1982 年科学家第一次在酪蛋白的水解物中分离到具有抗高血压的小肽以来，乳及乳制品来源的抗高血压活性肽的研究已成为乳品研究的新热点，吸引了广大研究者的兴趣。现已在酪蛋白、乳清蛋白、发酵酸牛乳等乳制品中发现了许多抗高血压肽。

（3）免疫调节肽

自从在牛乳消化物中发现了吗啡样肽后，人们从人乳蛋白质中获得了一些具有免疫刺激作用的肽，称为免疫调节肽，可以对新生儿直接起作用，使其能够抵抗细菌和病毒的感染。

（4）抗癌细胞肽

流行病学调查发现，经常饮用发酵乳的人群癌症发病率较低，其机理目前还不十分明确。乳在发酵过程中乳酸菌胞外蛋白酶会分解乳蛋白产生一些活性物质，例如，Ruth 等人利用体外细胞培养模型发现，酸奶发酵剂对酪蛋白分解产生的肽类物质会影响直肠细胞生长的动力学，这可能是发酵乳能够降低直肠发病率的一个原因。

（二）脂肪

脂肪是由甘油和脂肪酸组成的三酰甘油酯，其中甘油的分子比较简单，而脂肪酸的种类和长短却不相同。脂肪酸分三大类：饱和脂肪酸、单不饱和脂肪酸、多不饱和脂肪酸。脂肪可溶于多数有机溶剂，但不溶解于水。

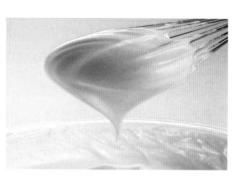

乳脂肪是乳的主要成分之一。在乳中的平均含量为 3%～5%。

吃出营养 吃出健康——乳品的科学吃味

乳脂肪中的 98%~99% 是甘油三酯,还含有约 1% 的磷脂和少量的甾醇、游离脂肪酸以及脂溶性维生素等。牛乳脂肪为短链和中链脂肪酸,熔点低于人的体温,仅为 34.5℃,且脂肪球颗粒小,呈高度乳化状态,所以极易被消化吸收。乳脂肪还含有人类必需的脂肪酸和磷脂,也是脂溶性维生素的重要来源,其中维生素 A 和胡萝卜素含量很高,因而乳脂肪是一种营养价值较高的脂肪。乳脂肪提供的热量约占牛乳总热量的一半,所含的卵磷脂能大大提高大脑的工作效率。

1.乳脂肪的营养

脂类是人体的重要构成成分,它是不溶于水而溶于有机溶剂的化合物,包括脂肪和类脂。每克脂肪所能释放的能量是等量糖和蛋白质的一倍多。当摄入能量过多,体内贮存脂肪过多,人就会发胖;长期摄入能量过少,贮存脂肪耗竭,而使人消瘦。脂肪除了是体内的一种热能贮备以及主要的供能物质之外,也可对机体起隔热保温作用和支持及保护体内的各种脏器和组织、关节等的作用。脂类还为机体提供各种脂肪酸及合成类脂的基本材料。类脂是多种组织和细胞的组成成分,如细胞膜是由磷脂、糖脂和胆固醇等组成的类脂层,脑髓及神经组织含有磷脂和糖脂,一些固醇则是制造固醇类激素的必需物质。

脂类是一种重要的营养物质,它可以改善食物的感官性状,可引起食欲,维持饱腹感,以及帮助脂溶性维生素的吸收。脂类的主要成分是甘油三酯,甘油三酯是由甘油和脂肪酸组成,其中脂肪酸包括饱和脂肪酸、不饱和脂肪酸。有些不饱和脂肪酸是人体所不能合成的,如亚油酸、亚麻酸和花生四烯酸等,而它们又是人体生理所必需的,只能从食物中摄取,因此,把它们叫作"必需脂肪酸"。动物实验证明,缺乏必需脂肪酸时,机体将会生长迟缓。

2.乳脂肪的功能

（1）乳脂肪的能量

牛奶中的脂肪含量为 2%～8%，平均为 3.8%。乳中脂肪提供的能量在发达国家国民的营养中意义不大，因为在这些国家人们的平均膳食中，能量和脂肪的数量已经远远超过了最适宜量。每天的能量摄入约 12552 千焦，而对于一般轻体力劳动的人来说，每人每天摄入9205～10460 千焦就足够了。在大部分工业化国家里，人均脂肪的消耗已经超过了 130～150 克，而 80～90 克是理想的，最低为 40～50 克。因此，建议食物中能量的 25%～35% 应该由脂肪提供，15% 由蛋白质提供，50%～60%由碳水化合物提供。

（2）乳脂肪的消化与膳食价值

脂肪的消化率是指它被人体吸收的速率和程度。在各种膳食脂肪和油类中，乳脂肪最容易被消化吸收，它的消化率高于玉米油、豆油、葵花油、橄榄油、猪油等，乳脂肪有较好消化率的原因是脂肪球的分散状态和乳脂肪的脂肪酸组成，此外熔点也是很重要的，因为乳脂肪中大部分脂肪酸是液体，所以其熔点低于人的体温，消化率高于95%。由于乳脂肪容易被消化和吸收，它给机体造成的负担很少，因此乳脂肪被认为是肠胃道疾病、肝脏、肾脏以及胆囊疾病和脂肪消化紊乱患者膳食中的最有价值成分。

通过对乳脂肪和其他脂肪的比较，胃病和肠道紊乱的患者可以忍受用乳脂肪焙烤和油炸的食品，而其他脂肪引起病人胃部疼痛。乳脂肪中的短链脂肪酸和中链脂肪酸有一定的治疗价值，它们可以被快速吸收，迅速提供能量，在许多消化系统疾病（特别是伴随有脂肪吸收障碍）的疾病治疗中有很好的价值。甚至有一些研究人员指出短链和中链脂肪酸在控制肥胖中起到一定作用。

（3）多不饱和脂肪酸的生理功能

多不饱和脂肪酸（PUFA）指含有两个或两个以上双键且碳链长度为18～22个碳原子的直链脂肪酸。通常分为OMEGA-3和OMEGA-6。其中OMEGA-3同维生素、矿物质一样是人体的

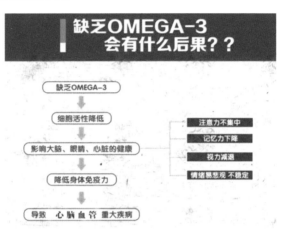

必需品，人体内含量不足容易导致心脏和大脑等重要器官出现障碍。OMEGA-3不饱和脂肪酸中对人体最重要的不饱和脂肪酸有α-亚麻酸、二十碳五烯酸（EPA）、二十二碳六烯酸（DHA），EPA是二十碳五烯酸的英文缩写，具有清理血管中的垃圾（胆固醇和甘油三酯）的功能，俗称"血管清道夫"。DHA是二十二碳六烯酸的英文缩写，具有软化血管、健脑益智、改善视力的功效，俗称"脑黄金"。

（4）磷脂的生理功能

磷脂是含有磷脂根的类脂化合物，是生命基础物质。而细胞膜就由40%左右蛋白质和50%左右的脂质（磷脂为主）构成。它是由卵磷脂、肌醇磷脂、脑磷脂等组成。这些磷脂分别对人体的各部位和各器官起着相应的作用。磷脂对活化细胞、维持新陈代谢、基础代谢及荷尔蒙的均衡分泌，增强人体的免疫力和再生力，都能发挥重大的作用。另外，磷脂还具有促进脂肪代谢、防止脂肪肝、降低血清胆固醇、改善血液循环、预防心血管疾病的作用。

（三）碳水化合物

在自然界中，乳中的碳水化合物只有乳糖且仅存在于哺乳动物的

乳汁中,其甜度为蔗糖的1/6。一分子乳糖消化时可得到一分子葡萄糖和一分子半乳糖。乳糖的一个重要特点是能促进人类肠道内乳酸菌的生长,从而抑制肠内异常发酵造成的中毒现象,有利于肠道健康。乳糖还与糖的代谢有关,在食物中增加乳制品有利于钙的吸收,有预防小儿佝偻病、中老年人骨质疏松病的功效。

有些人成年后多年不喝牛乳,体内的乳糖酶活性很低,无法消化乳糖。小肠内未消化的乳糖具有促进肠蠕动的作用,在大肠中经细菌发酵分解产生大量气体,导致"乳糖不耐症",包括腹胀、腹泻等症状。这部分人群可以食用经乳糖酶处理的奶粉,或是饮用酸奶。

乳糖不耐受是由于乳糖酶分泌少,不能完全消化分解母乳或牛乳中的乳糖所引起的非感染性腹泻,又称乳糖酶缺乏症。乳糖酶缺乏是广泛存在的世界性问题,远东人群发生率高,大部分人群不出现症状,但在以乳汁为主要饮食的新生儿及婴幼儿中常发生腹泻等症状。

不同国家乳糖不耐受发生的高峰年龄段不同,日本在7~8岁,非洲在3~5岁,我国的北京、上海、广州和哈尔滨4大城市中在3~13岁1168名健康儿童调查表中提示乳糖酶缺乏的发生率较高,87%的儿童乳糖不耐受年龄发生在7~8岁。

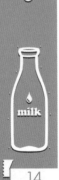

什么是乳糖不耐?

牛奶中含有乳糖,如果乳糖不能在小肠内被分解和充分消化,就会产生一系列不适症状,如肠鸣、腹胀、腹痛、腹泻等。

☆ 在我国,乳糖不耐受和乳糖酶缺乏以成人型乳糖酶缺乏为主,成人发生率为80%~100%,学龄儿童发生率也较高,超过80%。

☆ 《英国癌症杂志》发表的一项研究表明,乳糖不耐症人群患乳腺癌、卵巢癌和肺癌的概率低。隆德大学的研究人员研究了2.2788万名乳糖不耐症病人及其家人的病例,结果显示,乳糖不耐症人群患卵巢癌或肺癌的概率与普通人群相比减少45%,患乳腺癌的概率减少21%。其家属的患病率没有什么变化。(摘自《中国食品学报》2014年第11期)

母乳和牛乳中的糖类主要是乳糖,小肠尤其是空肠黏膜表面绒毛的顶端乳糖酶的分泌量减少或活性不高就不能完全消化和分解乳汁中的乳糖,部分乳糖被结肠菌群酵解成乳酸、氢气、甲烷和二氧化碳。乳酸刺激肠壁,增加肠蠕动而出现腹泻。二氧化碳在肠道内产生胀气和增加肠蠕动,使儿童表现不安,偶尔还可能诱发肠痉挛出现肠绞痛。乳酸的增加还使粪便的 pH 值降低。

(四)维生素

牛乳是各种维生素的优良来源。它含有几乎所有种类的脂溶性和水溶性维生素,可以提供相当数量的核黄素、维生素 B_{12}、维生素 A、维生素 B_6 和泛酸。牛乳中的尼克酸含量不高,但由于牛乳中蛋白质中的色氨酸含量高,可以帮助人体合成尼克酸。牛乳中还含有少量维生素 C 和维生素 D。目前市售消毒鲜奶普遍强化维生素 A 和维生素 D,成为这两种维生素最方便和廉价的膳食来源之一。

牛乳中的淡黄色来自类胡萝卜素和核黄素,其中胡萝卜素的含量受饲料和季节影响,青饲料多时含量增加。维生素 A、维生素 D、维生素 E 的含量也受季节的影响。水溶性维生素受季节的影响较小。

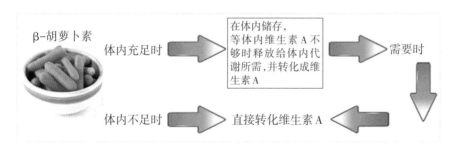

(五)矿物质

牛乳中含有丰富的矿物质,如钙、磷、铁、锌、铜、锰、钼等,特别是含钙较多,而且钙、磷比例合理,吸收率高,是动物性食品中唯一呈碱性的食品。牛乳中的钙 80% 以酪蛋白酸钙复合物的形式存在,其他矿物质也主要是以蛋白质结合的形式存在。牛乳中的钙、磷不仅含量高而且比例适中,并有维生素 D、乳糖等促进吸收的因子,因此牛乳是膳食中钙的最佳来源。

综上所述,除膳食纤维外,牛乳中含有人体所必需的全部营养物质,其营养价值之高是其他食物所不能比的。一个成年人每日喝 500 克牛乳,能获得 15~17 克优质蛋白,可满足人体每天所需的氨基酸;能获得 600 毫克的钙,相当于日需要量的 80%;可满足每日热量需要量的 11%。

(六) 乳中的其他成分

除上述成分外,乳中尚有少量的有机酸、气体、色素、细胞成分、风味成分及激素等。

1.有机酸

乳中的有机酸主要是柠檬酸等。在酸败乳及发酵乳中,在乳酸菌的作用下,马尿酸可转化为苯甲酸。

乳中柠檬酸的含量为 0.07%~0.40%,平均为 0.18%,以盐类状态存在。除了酪蛋白胶粒成分中的柠檬酸盐外,还存在有分子、离子状态的柠檬酸盐,主要为柠檬酸钙。柠檬酸对乳的盐类平衡及乳在加热、冷冻过程中的稳定性均起到重要作用,柠檬酸还是乳制品芳香成分丁二酮的前体物质。

2.气体

乳中气体主要为二氧化碳、氧气和氮气等,其中以二氧化碳最多,氧最少。在挤乳及牛乳贮存过程中,二氧化碳由于逸出而减少,而氧、氮则因与大气接触而增多。乳中的气体对乳的相对密度和酸度有影响,因此,在测定乳的相对密度和酸度时,要求将乳样放置一定时间,待气体达到平衡后再测定。

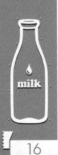

3.细胞成分

乳中所含的细胞成分主要是白细胞和一些乳房分泌组织的上皮细胞,也有少量红细胞。牛乳中的细胞含量的多少是衡量乳房健康状况及牛乳卫生质量的指标之一,一般正常乳中细胞数不超过50万/毫升。

乳蛋白越高牛奶越好吗?

乳蛋白就是牛奶中的蛋白质,大家在买牛奶时会看包装上的标签,一般都会注明蛋白质和脂肪含量。有人说:"选牛奶,蛋白质越高越好,脂肪越低越好。"对不对呢?

蛋白质、脂肪含量是非常有用的指标,是牛奶内在品质的反映。一般地说,牛奶蛋白质含量高一点,的确说明质量好一些,如果在合理的范围内,可以选择购买。尤其是不靠浓缩等手段提高蛋白质含量,而完全是由于原料生乳蛋白质高的牛奶,那确实有价值。

2010年3月生乳的国家食品安全标准发布后,引起反响最大的指标之一就是蛋白质含量。现在定的生乳蛋白质含量为大于等于2.8克/100克,比1986年标准定的2.95克还要低,因此有"倒退"之说。

其实蛋白质标准定低也是我国生乳生产实际的反映。据农业部调查,2007年和2008年夏季,北方一些省份生乳蛋白质含量低于2.95克/100克的比例分别达75%和90%。国际上发达国家的生乳蛋白质含量都为3.0克/100克以上,我国也有部分地区的生乳能达到以上指标。

蛋白质含量是反映牛奶质量的一个重要指标,但市场上标有蛋白质含量3.3%的鲜奶,比标有2.9%的价格要高出30%甚至是50%,花高价买这样的牛奶是否划算呢?其实,对于一瓶250毫升的牛奶来说,两者只差1克蛋白质,仅相当于1个鸡蛋蛋白质的1/6而已。当然蛋白质含量不是牛奶的一个孤立指标,往往还和其他质量指标相关,可能蛋白质含量高的牛奶其他质量指标也高,那就另当别论了。总之是否要买,要综合考虑,决定权在你手里。

第三节　乳的理化性质

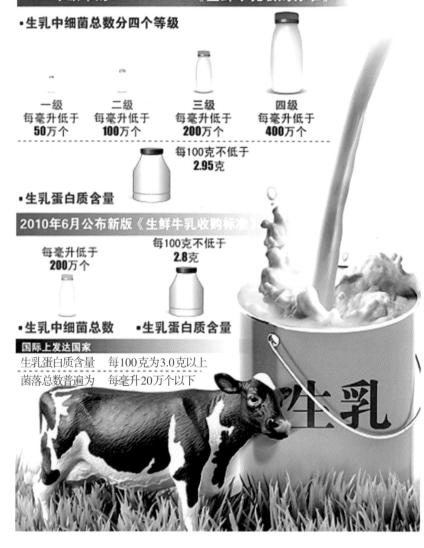

1986年颁布的GB6914 - 86《生鲜牛乳收购标准》

▪生乳中细菌总数分四个等级

一级	二级	三级	四级
每毫升低于 **50万个**	每毫升低于 **100万个**	每毫升低于 **200万个**	每毫升低于 **400万个**

每100克不低于 **2.95克**

▪生乳蛋白质含量

2010年6月公布新版《生鲜牛乳收购标准》

每毫升低于 **200万个**　　每100克不低于 **2.8克**

▪生乳中细菌总数　▪生乳蛋白质含量

国际上发达国家

生乳蛋白质含量　每100克为3.0克以上
菌落总数普遍为　每毫升20万个以下

生乳

一、乳的色泽

新鲜正常的牛乳呈不透明的乳白色或稍带淡黄色。乳白色是乳的基本色调,这是由于乳中的酪蛋白酸钙——磷酸钙胶粒及脂肪球等微粒对光的不规则反射的结果。牛乳中的脂溶性胡萝卜素和叶黄素使乳略带淡黄色,而水溶性的核黄素使乳呈黄绿色。

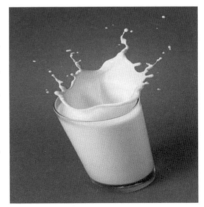

二、乳的滋味与气味

乳中含有挥发性脂肪酸及其他挥发性物质,所以牛乳带有特殊的香味。这种香味随温度的高低而异。乳经过加热后香味强烈,冷却后减弱。除了原有的香味之外,牛乳很容易吸收外界的各种气味,所以挤出的牛奶如在牛舍中放置时间太久即带有牛粪味,与鱼虾类放在一起则带有鱼腥味,消毒温度过高则产生焦糖味。总之,乳的气味易受外界因素的影响,所以每个处理过程都必须注意周围环境的清洁以及各种因素的影响。

新鲜洁净的乳稍带甜味,是由于乳中含有乳糖的缘故。乳中除甜味外,因其中含有氯离子,所以稍带咸味。常乳中的咸味因受乳糖、脂肪、蛋白质等所调和而不易察觉,但异常乳,如乳房炎乳,氯的含量较高,故有浓厚的咸味。

三、乳的酸度与黏度

（一）酸度

新鲜的牛奶具有一定的酸度，这种酸度主要由奶中的蛋白质、柠檬酸盐、磷酸盐及二氧化碳等酸性物质所构成，与贮存过程中因微生物繁殖所产生的酸度无关，称之为自然酸度。

牛奶被挤出后在存放过程中，由于微生物的活动，分解乳糖产生乳酸，而使牛奶酸度升高，这种因发酵产酸而升高的酸度称为发酵酸度。自然酸度与发酵酸度之和称为总酸度，通常所说的牛奶酸度就是总酸度。

正常牛奶的 pH 一般在 6.6~6.8 之间，呈弱酸性，由鲜牛奶中固有的酸性蛋白质、柠檬酸盐、磷酸盐及二氧化碳等弱酸性物质所构成。牛奶在存放过程中由于微生物的活动，分解乳糖为乳酸，使牛奶的酸度增高。牛奶的酸度越高，说明牛奶受微生物污染的程度越严重。因此可以通过测定牛奶的酸度评价牛奶的新鲜度。

（二）黏度

牛奶"香浓"中的"浓"，有时候是指香味浓郁，有时候是指牛奶看起来浓稠，还有很多人把"放一会儿就出现一层奶皮"当作"浓"的标准。用科学参数来说，"浓"就是黏度。

牛奶的黏度首先取决于其中的固体含量。牛奶中主要的固体有脂肪、蛋白质和乳糖。不同的牛奶中，总的固体含量不尽相同。即使是同一头奶牛，在不同情况下挤出来的奶固体含量也不一定相同。我们看到的商业化的牛奶，尤其是同一个品牌的，组成很一致，这是加工过程中调整含量的结果。

牛奶中的固体含量跟奶牛的营养状况关系很大。比如说美国标

吃出营养 吃出健康——乳品的科学吃法

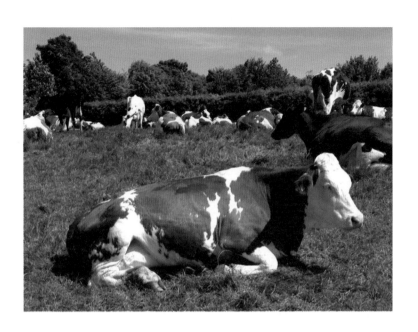

准化养殖的奶牛,挤出的奶蛋白质含量一般在 3% 以上。而我国散户养殖的奶牛,按照修订生奶标准的专家所说,只能把 2.8% 当作目标。此外,脂肪含量也跟饲料密切相关,奶牛"营养不良"会使牛奶的脂肪含量下降。所以,生奶中的固体含量,即"浓淡",实际上也在一定程度上反映奶牛的营养状况。加工中进行"脱脂"处理,减少了脂肪,自然也就减少了固体含量,所以脱脂或者低脂牛奶也就会"更淡"。

此外,牛奶的黏度还跟其酸度有关。牛奶中的细菌有的会分解脂肪,释放出脂肪酸;有的会把乳糖转化成乳酸,二者都会增加牛奶的酸度。酸度的增加会增加牛奶中蛋白之间的互相作用,导致牛奶变黏。

总的来说,改变牛奶的"浓淡"有很多因素,需要具体分析,不能简单地说感觉"变淡"了是好还是不好。

四、有抗奶

有抗奶中的"抗"是指各类抗生素,"有抗奶"指的是用含有青霉素、链霉素等抗生素的原料奶生产出来的牛奶制品及饮用鲜奶。

奶牛易患乳腺炎，为治疗乳腺炎往往向牛乳房部位直接注射抗生素。经过抗生素治疗的奶牛，在3~7天内分泌的牛奶会残存着少量抗生素。国际通行规定，有病奶牛治疗期间及最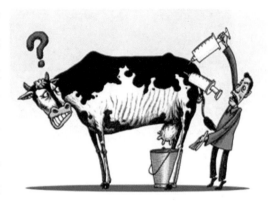后一次用药后72小时以内的牛奶不能出售，不能作为食用奶原料进行加工生产，也不得将这种含有抗生素的牛奶混入正常的牛奶中，最好在用药96小时后再制作原料乳。而有些不规范的牛奶厂商不遵守这些规定，是造成牛奶中抗生素残留的重要原因。长期喝这种有抗奶，对抗生素过敏的人就会产生过敏反应，也会使非过敏人群体内富集抗生素，对抗生素类药产生抗药性，影响健康。

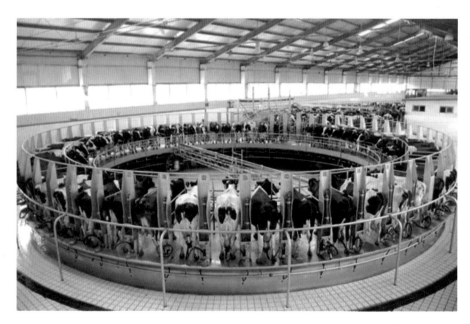

机械化的挤奶大厅

吃出营养 吃出健康——乳品的科学吃法

第四节　乳中的微生物

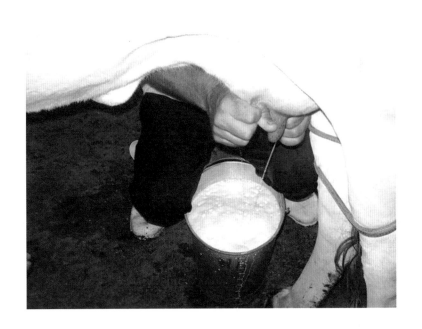

牛乳从乳腺分泌以至被挤出时为无菌状态,但挤乳过程中可能有细菌侵入,挤乳后的处理、器械接触及运输过程亦可能使牛乳中混入微生物,如若处理不当,可以引起牛乳的风味、色泽、形态都发生变化。

一、乳中微生物的来源

1.挤乳时污染

牛体、饲料、空气、挤乳机械设备等,都是牛乳中微生物的污染源。

2.挤乳后污染

牛乳被挤出后,在运输、冷却、过滤、容器转换等过程中,均可能有微生物的污染。

为避免微生物的迅速繁殖,牛乳被挤出后应尽快将其冷却。

二、乳中微生物的种类

第一类:病原微生物。不一定改变或损害牛乳或乳制品的性质,但对人体健康有害。主要有溶血性链球菌、布鲁氏杆菌、沙门氏菌等,可通过乳传播给人,造成疾病。

第二类:有害微生物。可使乳或乳制品腐败变质,如低温细菌、蛋白溶解菌、脂肪分解菌、产酸菌、大肠杆菌等。

第三类:有益微生物。利用这类微生物发酵,可使牛乳发生一些有益变化,生产出特有的发酵乳制品。如乳酸菌用于干酪、酸奶、乳清饮料等生产,酵母利用于牛奶酒、马奶酒生产。

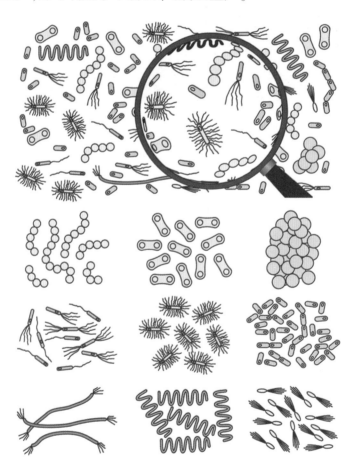

三、乳中的微生物

（一）细菌

牛乳中存在的微生物有细菌、酵母和霉菌，其中以细菌在牛乳贮藏与加工中的意义为最重要。细菌大小平均约为牛乳脂肪球的1/125，直径约为0.6微米。

1.乳酸菌

乳酸菌可利用碳水化合物产生乳酸，即进行乳酸发酵。从牛乳中很容易分离得到乳酸菌，其在分类学上属于乳酸菌科。乳酸菌一般为无孢子球菌或杆菌，属厌氧型或兼性厌氧型细菌。进行乳酸发酵时，其有时产生挥发性酸或气体。

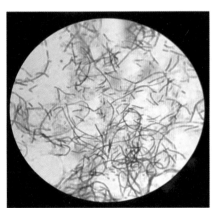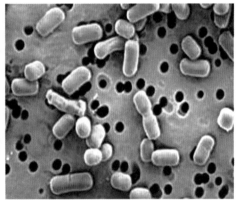

2.丙酸菌

此为产生丙酸发酵的菌群，可将乳糖及其他碳水化合物分解为丙酸、醋酸与二氧化碳。此种菌为革兰氏阳性短杆菌，为制造瑞士干酪的发酵剂，其制出的干酪上有孔。

3.肠细菌

肠细菌寄生于肠中，为革兰氏阴性短杆菌。肠细菌为兼性厌氧性细菌,以大肠菌群、病原菌、沙门氏菌为主要菌群。大肠菌群可将碳水化合物发酵,产生酸及二氧化碳、氢等气体。因大肠菌群来自于粪便,所以被规定为牛乳污染的指标菌。

4. 孢子杆菌

孢子杆菌为形成内孢子的革兰氏阳性杆菌,可分为好氧性芽孢杆菌属与厌氧性梭状芽孢杆菌属。

5. 小球菌属

小球菌属为好气性产生色素的革兰氏阳性球菌。在牛乳中常出现的有小球菌属与葡萄球菌属。葡萄球菌的菌体如葡萄串般排列,其多为乳房炎乳或食物中毒的原因菌。

6. 假单胞菌

假单胞菌是利用鞭毛运动的需氧性菌,荧光假单胞菌和腐败假单胞菌为其代表菌。这种菌可将乳蛋白质分解成蛋白胨或将乳脂肪分解产生脂肪分解臭。这种菌能在低温下生长繁殖。

7. 产碱杆菌属

产碱杆菌可使牛乳中所含的有机盐(柠檬酸盐)分解而形成碳酸盐,从而使牛乳转变为碱性。粪产碱杆菌为革兰氏阴性需氧性菌,这种菌在人及动物肠道内存在,它随着粪便而使牛乳污染。这种菌的适宜生长温度在 25~37℃。稠乳产碱杆菌常在水中存在,为革兰氏阴性菌,是需氧性的。这种菌的适宜生长温度在 10℃~26℃,它除能产碱外,并能使牛乳黏质化。

8. 病原菌

牛乳中有时混有病原菌,会在人群中传染疾病,因此必须严格控制牛乳的杀菌、灭菌,使病原菌不存在。

混入牛乳中的主要病原菌有沙门氏菌属的伤寒沙门氏菌、副伤寒

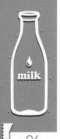

沙门氏菌、肠类沙门氏菌、志贺氏菌属的志贺氏痢疾杆菌、弧菌属的霍乱弧菌、白喉棒状杆菌、人型结核菌、牛型结核菌、牛传染性流产布鲁氏杆菌、炭疽菌、大肠菌、葡萄球菌、溶血性链球菌、无乳链球菌、病原性肉毒杆菌。

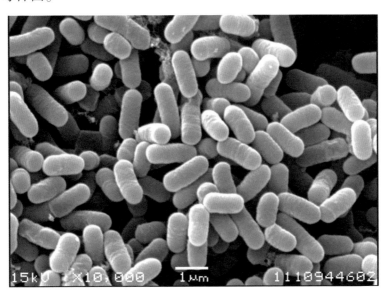

中国乳品微生物限量规定

	其他信息	微生物项目	最高安全限量值[CFU/g(ml)]	备注
生乳	本标准适用于生乳,不适用于即食生乳	菌落总数	$2×10^5$	GB 19301—2010
灭菌乳	本标准适用于全脂、脱脂和部分脱脂灭菌乳	微生物	符合商业无菌的要求	GB 25190—2010
巴氏杀菌乳	本标准适用于全脂、脱脂和部分脱脂巴氏杀菌乳	菌落总数	100000	GB 19645—2010
		大肠菌群	5	
		金黄色葡萄球菌	不得检出	
		沙门氏菌	不得检出	

(二) 真菌

新鲜牛乳中的酵母主要为酵母属、毕赤氏酵母属、球拟酵母属、假丝酵母属等菌属,常见的有脆壁酵母菌、洪氏球拟酵母、高加索乳酒球拟酵母、球拟酵母等。其中,脆壁酵母与假丝酵母可使乳糖发酵而且用以制造发酵乳制品。但使用酵母制成的乳制品往往带有酵母臭,有风味上的缺陷。

牛乳中常见的霉菌有乳粉胞霉、乳酪粉胞霉、黑念珠霉、变异念珠霉、腊叶芽枝霉、乳酪青霉、灰绿青霉、灰绿曲霉和黑曲霉,其中的乳酪青霉可制干酪,其余的大部分霉菌会使干酪、乳酪等污染腐败。

(三) 噬菌体

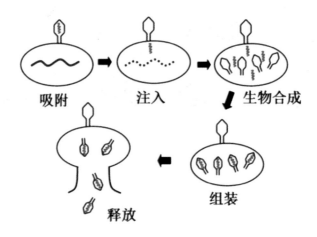

侵害细菌的滤过性病毒统称为噬菌体,亦称为细菌病毒。目前已发现大肠杆菌、乳酸菌、赤痢菌、沙门氏杆菌、霍乱菌、葡萄球菌、结核菌、放线菌等多数细菌的噬菌体。噬菌体长度多为 50～80nm,可分为头部和尾部。噬菌体头部含有脱氧核糖核酸(DNA),可以支配遗传物质,使其对宿主菌株有选择特异性;尾部由蛋白质组成。噬菌体先附着宿主细菌,然后再侵入该菌体内增殖,当其成熟生成多数新噬菌体

后,即将新噬菌体放出,并产生溶菌作用。

对牛乳、乳制品的微生物而言,最重要的噬菌体为乳酸菌噬菌体。作为干酪或酸乳菌种的乳酸菌有被其噬菌体侵袭的情形发生,以致造成乳品加工中的损失。

乳酸菌的功能特性

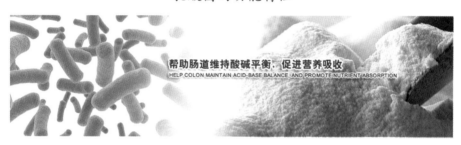

帮助肠道维持酸碱平衡,促进营养吸收
HELP COLON MAINTAIN ACID-BASE BALANCE, AND PROMOTE NUTRIENT ABSORPTION

第五节　乳中的酶类

牛乳中的酶类有三个来源:乳腺、微生物和白细胞。牛乳中的酶种类很多,但与乳品生产有密切关系的主要为水解酶类和氧化还原酶类。

一、水解酶类

1.脂酶

牛乳中的脂酶至少有两种,一种是只附在脂肪球膜间的膜脂酶,它在牛乳中不常见,而在末乳、乳房炎乳及其他一些生理异常乳中常出现;另一种是与酪蛋白相结合的乳浆脂酶,存在于脱脂乳中。

脂酶的相对分子质量一般为7000~8000,最适温度为37℃,最适pH值为9.0~9.2,钝化温度至少为80℃。钝化温度与脂酶的来源有关,来源于微生物的脂酶耐热性高。已经钝化的酶有恢复活力的可能。乳脂肪在脂酶的作用下水解产生游离脂肪酸,从而使牛乳带上了脂肪分解的酸败气味,这是乳制品特别是奶油生产上常见的问题。为了抑制脂酶的活力,在奶油生产中,一般采用不低于80℃~85℃的高温或超高温进行处理。另外,加工过程也能使脂酶增加其作用机会,例如均质处理,由于破坏了脂肪球膜而增加了脂酶与乳脂肪的接触面,使乳脂肪更易水解,故均质后应及时进行杀菌处理。

2.磷酸酶

牛乳中的磷酸酶有两种:一种是酸性磷酸酶,存在于乳清中;另一种为碱性磷酸酶,吸附于脂肪球膜处。其中碱性磷酸酶的最适pH值为7.6~7.8,经63℃、30分钟或71℃~75℃、15~30秒加热后可钝化,故可以利用这种性质来检验低温巴氏杀菌法处理的消毒牛乳的杀菌程度是否完全。

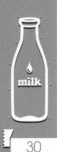

3.蛋白酶

牛乳中的蛋白酶分别来自乳本身和污染的微生物。乳中蛋白酶多为细菌性酶,细菌性的蛋白酶使蛋白质水解后形成蛋白胨、多肽及氨基酸。其中由乳酸菌形成的蛋白酶在乳中,特别是在干酪中具有非常重要的意义。蛋白酶在高于 75℃~80℃ 的温度中即被破坏,在 70℃ 以下时,可以稳定地耐受长时间的加热。在 37℃~42℃ 时,这种酶在弱碱性环境中作用最大,中性及酸性环境中作用减弱。

二、氧化还原酶

1.过氧化氢酶

牛乳中过氧化氢酶主要来自白细胞的细胞成分,特别在初乳和乳房炎乳中含量较多。所以,利用对过氧化氢酶的测定可判定牛乳是否为乳房炎乳或其他异常乳。经 65℃、30 分钟加热,95% 的过氧化氢酶会被钝化;经 75℃、20 分钟加热,则 100% 被钝化。

2.过氧化物酶

过氧化物酶是最早从乳中发现的酶,它能促使过氧化氢分解产生活泼的新生态氧,从而使乳中的多元酚、芳香胺及某些化合物氧化。过氧化物酶主要来自于白细胞的细胞成分,其数量与细菌多少无关,是乳中固有的酶。

过氧化物酶作用的最适温度为 25℃,最适 pH 值是 6.8,钝化温度和时间大约为 76℃、20 分钟,77℃~78℃、5 分钟,85℃、10 秒。通过测定过氧化物酶的活性可以判断牛乳是否经过热处理或判断热处理的程度。

3.还原酶

还原酶是由于挤乳后进入乳中的微生物代谢产生的。还原酶能使甲基蓝还原为无色。乳中的还原酶的量与微生物的污染程度呈正相关,因此,可通过测定还原酶的活力来判断乳的新鲜程度。

第六节　加热、冷冻对牛奶特性的影响

您真的会加热牛奶吗?

　　牛奶加热时我们应将包装牛奶倒在容器里进行加热,目前牛奶的外包装材质大多是含阻透性聚合物(主要成分是聚乙烯)或含铝箔的包装材质。聚乙烯不耐高温,如果加热时间过长或者温度超过115℃,就会释放对人体有害的物质,不管是放在锅里还是微波炉里效果都一样。还有,如果连包装一起加热,牛奶在加热过程中产生的热量不容易散发,使袋内压力过高,很容易发生喷爆。

　　在将牛奶倒入容器中后,我们可以采用蒸煮或者微波炉加热,如果采用蒸煮,那么一杯250mL的牛奶,70℃的高温煮3分钟左右,60℃煮6分钟左右即可。微波炉中加热一分钟左右就够了。加热时间越长,牛奶中的营养物质流失越严重。

　　温馨提示,微波炉受热不均匀,所以用微波炉加热后的牛奶在饮用之前应先搅拌,以免烫嘴。

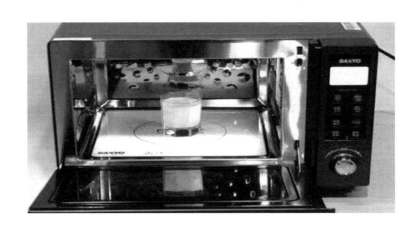

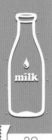

一、热处理对牛奶特性的影响

(一)一般变化

1.形成薄膜

牛奶在40℃以上加热时,液面由于水分蒸发形成蛋白质和脂质薄膜,随着加热时间的延长和温度增高,薄膜厚度增加。为了防止薄膜的形成,可在加热时进行搅拌或减少水分从液面的蒸发。

2.棕色化

牛奶长时间加热会棕色化。一般认为棕色化的原因是:①带有氨基的化合物(主要是酪蛋白)和带有羰基的糖(乳糖)之间发生反应形成棕色化合物。②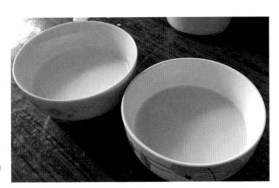乳糖高温加热发生焦糖化形成棕色物质。③牛乳中含有微量尿素也是棕色化的重要原因。④温度和酸度越高棕色化越严重。为了抑制棕色化反应,添加0.01%左右的游离胱氨酸有一定的效果。

3.蒸煮味

牛奶加热后产生蒸煮味,这主要是由于β乳球蛋白和脂肪球膜蛋白的热变性作用,甚至产生挥发性的硫化物。蒸煮味的程度因加工处理的程度而异。

(二)组成成分的变化

1.乳清蛋白的变化

占乳清蛋白主要成分的白蛋白和球蛋白对热都不稳定,加热使牛奶中的白蛋白和球蛋白完全凝固的条件为:80℃/60分钟,90℃/30分

牛奶的成分构成

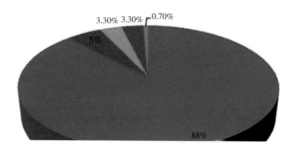

3.30%　3.30%　0.70%
5%
88%

- ■ 水
- ■ 乳糖
- ■ 蛋白质
- ■ 乳脂
- ■ 无机盐

钟,95℃/10~15分钟,100℃/10分钟。

2.酪蛋白的变化

正常牛奶的酪蛋白在低于100℃加热时,化学特性不受影响,100℃长时间加热或120℃加热时产生棕色化,140℃开始凝固。

3.乳糖的变化

乳糖在100℃以上的高温长时间加热会产生乳酸、醋酸、蚁酸等,离子平衡显著变化,并棕色化,低于100℃短时间加热时化学性质基本不变。

4.脂肪变化

牛奶在100℃以上加热时也不发生化学变化,但是高温下一些球蛋白上浮与脂肪形成聚合体,使稀奶油不容易分离。

5.矿物质变化

加热牛奶时对钙、磷影响很大,在63℃以上加热时,可溶性钙、磷减少,原因是钙与磷在高温下生成难溶的磷酸钙沉淀。

(三)牛奶加热杀菌和灭菌的方法

牛奶由于加热而使全部微生物失活时,称为灭菌;大部分微生物失活时,称为杀菌。

1.低温长时间杀菌法

又称保温杀菌,加热条件为61℃~63℃处理30分钟。这种杀菌

方法虽然养分损失较少,但由于所需时间较长,而且杀菌虽能杀死各种生长型的致病菌,但杀菌率只能达到 99%;部分嗜热菌及耐热菌与孢子等不易杀死,因此杀菌后的牛奶依然不能久贮,故生产上已很少采用。

2.高温短时间杀菌法

处理条件为 70℃~75℃ 处理 15~16 秒,通常利用管式杀菌器或板式热交换器进行杀菌,其优点是能连续处理大量牛奶。处理条件为 115℃~120℃ 处理 15~20 分钟,这种方法可将奶中的全部微生物消灭,但养分损失较为严重。

3.超高温灭菌法

处理条件为 130℃~150℃ 处理 0.5~2 秒,用这种方法处理时,牛奶中的微生物全部被杀死,尽可能地保持了奶中的营养成分。采用这种方法灭菌,牛奶具有极好的保存特性,可在较高的温度下长期贮藏(3~6个月)。所以是比较理想的加热灭菌法。

(四)微波加热处理对乳制品的影响

微波炉首次出现在 1946 年。近年来,微波炉已得到广泛的普及和应用,尤其在家庭中被使用,主要用于加热烹调好的食物或半成品。和常规加热方法比较,其最大的优点就是节省时间。在食品工业中,微波主要用于化冻、控温、烹饪、干燥和巴氏杀菌,但很少成功地用于灭菌。

1.微波的产生及特点

微波是一种电磁波,界于电波和近红外之间。其包括的波长范围很宽,从几毫米到几分米,频率范围是 300MHz~300GHz。食品工业和医药工业(包括家庭微波炉)最常用的微波是频率在 2450MHz(波长 12 厘米)和频率在 915MHz 的电磁波,其穿透力分别在 10 厘米和

30 厘米。

微波炉中的微波是由磁控管产生的,通常使用 220V、50Hz 的直流电,并将之转化为高频微波能。这些能量通过一个天线以振动波的形式转到微波导向器并由之送入微波炉的炉腔内。

微波拥有以下特点:

(1)微波可被导电体(如金属钢、铝、铜等)反射。

(2)微波可穿透绝缘物质(如玻璃、陶瓷、石材、纸等)。微波炉门上的视窗内装有金属网,以防微波泄漏。

(3)微波能穿透低电导率的物质(如食物),并被它们吸收,同时产生热量。此热量的产生基于以下两个机理:离子电离化和双电极旋转。在食品微波加热中起主要作用的是双电极旋转。含水的食物中存在极性分子。当电场两极改变时,极性分子的方向也会相应发生改变。在高频微波中,电场两极迅速转换,带动极性分子高速旋转,从而产生热量。

2.微波加热乳时的温度不均匀性

由于食物成分的电导率的差异,微波在不同食物中的穿透力和产热能力不同,由此可知,不同食物在微波处理时产生的温度会依赖于这些食物的尺寸和外形。现已发现,微波处理冷藏和冷冻食品时,出现了很大的温度不均匀性。埃贝哈德(1990 年)用三个温度探头分别测试微波加热时乳的表面、中心和底部的温度,发现不同形状的容器对其中乳的温度分布有很大的影响,而且温度分布极不均匀。例如,用 900 毫升容器,当中心温度接近 78℃ 时,表面已经沸腾,而底部仅50℃。西格曼、格兰特等人(1992 年)在用微波加热奶瓶装的乳时也发现了温度分布的不均匀性。奶瓶顶部的温度比底部、中部以及边缘的温度均高,而且带色塑料奶瓶的温度要比无色塑料瓶或玻璃瓶高。

3.微波加热对乳中微生物的影响

微波加热处理可有效降低乳中的微生物数量。生乳经微波加热2.5 分钟，细菌致死率达 97.7%，而且在 8℃ 储存 14 天后，细菌数达 10^4 cfu/毫升。大量研究表明微波杀菌是一种高效、可行的杀菌方式。微波杀菌大大缩短杀菌时间，从而极好地保留了物料中的营养成分，且对物料外观品质不会造成明显破坏。

4.微波加热处理对乳营养成分的影响

加热处理通常都会影响乳的一些营养成分。微波加热处理同样也会造成乳营养成分的损失和生成一些不希望产生的物质。

（1）乳中抗感染因子的损失

我们知道，乳汁中含有多种抗感染因子，如溶菌酶、IgA、IgG、抗炎症因子、乳铁蛋白和过氧化酶体系等。这些抗感染因子在婴幼儿生长发育初期——自身免疫系统发育尚不完全的情况下，抵抗各种疾病的感染起着关键的作用，但这些成分通常都不耐热。妇产医院通常用事先冻藏的人乳来喂养高风险的早产儿，为节省时间，通常会采用微波炉来化冻。Quan 等人（1992 年）用两种温度的微波加热化冻和常温化冻进行比较，一种是平均温度 33.5℃（范围 20℃~53℃），一种是平均温度 90.5℃（72℃~98℃），均加热 30 秒。结果发现，微波处理的乳汁中溶菌酶和抗大肠埃希氏杆菌 O 06 的 IgA 活性严重损失；总IgA、抗大肠埃希氏杆菌 O 01 和大肠埃希氏杆菌 O 04 的 IgA 仅在90.5℃微波处理的乳样中受损。西格曼等人比较用微波（70w，50秒）、冰箱（10℃，16~18 小时）、流水（44℃~49℃，终点温度37℃）以及温水浴（62.5℃，30 分钟相当于巴氏杀菌）对冷冻人乳化冻的乳样的影响，发现微波处理 IgA 损失为 30.5±32.6%（n＝20），而巴氏杀菌的乳样IgA 损失仅为 16.2±21.3%（n＝20），对其他两种方式，IgA 几乎没有损失。

（2）维生素类

乳中维生素类在微波加热处理时的稳定性，受维生素种类、乳成分、加热温度和时间、体积、微波炉功率等诸多因素的影响。总的来说，维生素 B_1 和维生素 B_6 特别敏感，而维生素 A 和维生素 E 受影响的程度要弱一些。维生素 B_2 对微波加热比较稳定，除非在非常苛刻的加热条件下才会损失，如在 120℃ 加热 400 秒，130℃ 加热 100 秒，150℃ 加热 50 秒，维生素 B_2 的损失达 10%。另外，在全脂乳中维生素的稳定性要高于脱脂乳。

（3）微波加热处理过程中的 D-氨基酸的形成

自然界中天然的氨基酸绝大多数为 L-氨基酸，但 D-氨基酸在食物中也普遍存在，只是含量甚微。D-氨基酸对人体是否有害尚未定论，有些学者认为 D-氨基酸对肾、肝和神经具有毒害作用，但目前为止还没有发现食用 D-氨基酸的负面效果。在人体内，D-型氨基酸也可能通过 D-氨基酸氧化酶转化为其他物质，但似乎非常有限。

牛乳在苛刻的微波热处理条件下，会产生 D-氨基酸，如在 174℃ ~ 176℃ 条件下加热 10 分钟。吕巴克等人（1989）发现了顺-3-羟基脯氨酸和顺-4-羟基脯氨酸，其浓度达 1~2 毫克/毫升牛乳，但在通常普通巴氏杀菌条件下，均没有发现 D-氨基酸增加。

二、冷冻对牛奶特性的影响

（一）冷冻对蛋白质的影响

牛奶冷冻保存时，牛奶中酪蛋白胶体溶液的稳定性与钙的含量有密切关系，钙的含量越高则稳定性越差；蛋白质的不稳定现象也与乳糖的结晶有密切关系，浓缩乳冻结时，乳糖结晶能促进蛋白质的不稳定现象。例如在-5℃的温度下保存 5 周以上或在-10℃的温度保存

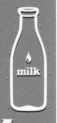

10周以上,解冻后酪蛋白产生凝固沉淀,这时酪蛋白的不稳定现象主要受牛奶中盐类的浓度(尤其是胶体钙)、乳糖的结晶、冷冻前牛奶的加热和解冻速度等所影响。为了提高牛奶冻结时酪蛋白的稳定性,可以除去牛奶中一部分的钙,也可以添加六偏磷酸钠(每升浓缩乳中加2克)或四磷酸钠。添加蔗糖可增大黏度使冰点下降,同时防止乳糖的结晶作用,也可以增加酪蛋白复合物的稳定性。关于融化冻结奶的温度,以82℃的水浴锅中融化效果最好。

(二)冷冻对乳脂肪的影响

牛奶冻结时由于脂肪球膜的构造发生变化,脂肪球化产生不稳定现象,以致失去乳化力,并使大小不等的脂肪团块浮于表面。当牛奶在静置状态冻结时,由于稀奶油上浮,使上层脂肪浓度增高,解冻后可以看出浓淡层。但含脂率25%~30%的稀奶油,由于脂肪浓度大,黏度也高,脂肪球分布均匀,因此各层之间没有差别。此外,均质处理后的牛奶,脂肪球的直径在1nm以下,同时黏度也稍有增加,脂肪不容易上浮。

(三)不良风味的出现和细菌的变化

冷冻保存的牛奶,经常出现氧化味、金属味及鱼腥味,这主要由于处理时混入铜离子,促进不饱和脂肪酸的氧化,产生不饱和的羰基化合物所致。添加抗氧化剂可以防止这种情况发生。

牛奶冷冻保存时,细菌数几乎没有增加,融化后细菌数增加的情况与非冻结奶相近似。

(四)冷藏温度

牛奶冷藏只能暂时停止牛奶中微生物的生命活动,并不能消灭这类微生物,因此冷藏只适合鲜奶的短期保存,保存温度为0℃~6℃,若要长时间保藏,必须杀菌处理。

第二章　市场上主要的乳制品

第一节　巴氏杀菌乳

一、概念

巴氏奶又称巴氏乳、市乳,是由巴氏杀菌法处理的鲜奶。巴氏杀菌有低温长时间杀菌法(62℃~65℃处理30分钟)和巴氏高温短时杀菌乳(72℃~75℃处理15~16秒或者80℃~85℃处理10~15秒),前者效率低,故目前主要以后者为主。

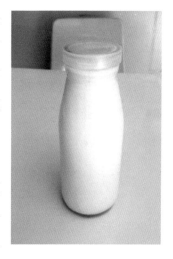

由于巴氏奶是一种"低温杀菌牛奶",原奶中的有害微生物一般都已经杀死,但还会保留其他一些微生物,因此这种牛奶从离开生产线,到运输、销售、存储等各个环节,都要求在4℃左右的环境中冷藏,防止里面的微生物"活跃"起来。因此,巴氏奶也叫"冷藏奶"。巴氏杀菌能最大限度地保持鲜牛奶的营养含量和良好口感,也称之为"鲜牛奶"。

注:市场上纯牛奶一般是利用100℃以上的超高温瞬时灭菌消毒的液态奶品。

二、特性

它是以新鲜牛奶为原料,采用巴氏杀菌法加工而成的牛奶,特点是采用 72℃~85℃左右的高温杀菌,在杀灭牛奶中有害菌群的同时完好地保存了营养物质和纯正口感。一般保质期较短,但保存了绝大部分的营养和口感。另一点是,巴氏消毒法也不是万能的,经过巴氏消毒法处理的牛奶需要储存在较低的温度下(一般≤4℃),否则还是有变质的可能性。

三、生产

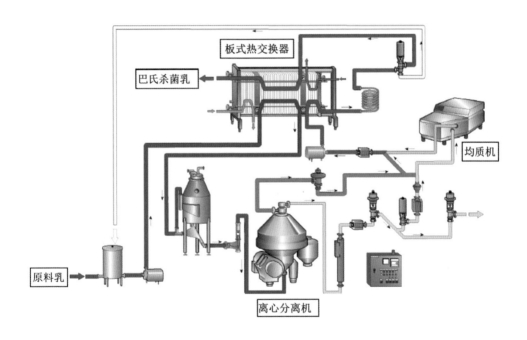

一般在巴氏菌乳的生产过程中,冷却、离心净乳和巴氏杀菌是必需的阶段。巴氏杀菌的目的首先是杀死引起人类疾病的所有微生物,经巴氏杀菌的产品必须完全没有致病微生物。

从杀死微生物的观点来看，牛乳的热处理强度越强越好。但是，强烈的热处理对牛乳外观、味道和营养价值会产生不良后果。如牛乳中的蛋白质在高温下将变性；强烈的加热使牛乳味道改变，首先是出现"蒸煮味"，然后是焦味。因此，时间和温度组合的选择必须考虑到微生物和产品质量两方面，以达到最佳效果。

巴氏奶是一种"低温杀菌牛奶"，原奶中的有害微生物一般都已经杀死，但还会保留其他一些微生物，因此这种牛奶从离开生产线，到运输、销售、存储等各个环节，都要求在4℃左右的环境中冷藏，以防止里面的微生物"活跃"起来。因此巴氏奶也叫"冷藏奶"。

工艺流程：原料乳的验收→过滤与净化→标准化→均质→杀菌（72℃~85℃）→冷却→灌装→封盖→装箱→冷藏。

四、保存

巴氏奶的保质期比较短，一般为7天左右。南方天气较热，尤其进入夏季，这对巴氏奶都是挑战，消费者在购买、保存和饮用巴氏奶时，一定要注意牛奶的品质。如果发现纸盒有"胀包"现象，牛奶已经变质，一定不能饮用。所以在选购时要特别注意保存条件，任何一个环节的疏漏都会导致细菌的重生和牛奶的变质。

五、巴氏奶的优点和误区

现在市面上的牛奶按类型可分两种，一种是新鲜牛奶，采用巴氏法杀菌，保质期较短；一种是常温奶，采用超高温杀菌，保质期较长。

巴氏杀菌奶简称巴氏奶，由法国微生物学家巴斯德发明从而得名。当牛奶离开母牛乳房进入消费者的口中，所需时间最长为10天，最快为1~2天。加工方法通常指将生奶加热到72℃~85℃，在规定的

吃出营养 吃出健康——乳品的科学吃法

时间内对牛奶进行消毒处理。由于其热处理条件温和,对牛奶营养物质破坏少,充分保持牛奶的鲜度,产品中的营养损失最少,是一种既能达到消毒目的又不损坏食品品质的方法。

由于巴氏杀菌产品加工温度较低,在最大程度保持了牛奶的风味和营养成分的同时,对原料奶的质量也有更高的要求。而对原料奶质量影响最大的是牛奶中的细菌总数。目前我国的原料奶经常出现细菌总数超标现象,严重影响巴氏杀菌乳的产量及质量。甚至有个别企业采取"超巴氏"的杀菌手法,混淆了巴氏杀菌的真正含义。

另一方面,巴氏杀菌产品包装较简单,产品货架期短,运输过程中需要冷链系统。而我国现阶段冷链系统仍存在不完善的地方。以至于巴氏奶对于消费者而言,也就存在着不能随时随地饮用且不易保存等这些缺点。

家庭厨房小实验

如要从几种鲜奶中挑选出好奶,除了看品牌、产地、标签等内容外,好奶要有"二少一高",就是细菌污染少、抗生素少、蛋白质含量高。怎么判断呢,自己可以做下面一个小小的检查实验。

乳酸菌识鲜奶

把等量的备选鲜奶分别装在几个干净的瓶子里,用同样的酸奶分别接种后保温一段时间。先看哪个瓶子里的牛奶先凝结成固态的冻状,再看哪个瓶子里的酸奶凝结的浓厚结实且风味好、口感好,那么选择那个凝结的又快又厚实的,一定没错。凝结快,说明牛奶里面的细菌污染少、抗生素少。乳酸菌非常害怕抗生素,只要牛奶里有抗生素残留,乳酸菌长得就慢。酸奶凝结的越厚实,说明奶里的蛋白质含量越高。

第二节　超高温灭菌乳

一、概念

高温灭菌奶(也叫常温奶),是牛奶经过超高温瞬时灭菌(135℃～150℃,4～15秒)的瞬间灭菌处理,完全破坏其中可生长的微生物和芽孢,将牛奶中的有益和有害微生物全部杀死达到商业无菌的要求。但是因为高温处理,牛奶的一些不耐热营养成分如维生素等会遭到破坏,其中的乳糖也会焦化,蛋白质与乳糖还会发生一定的美拉德反应,使牛奶褐变,并破坏牛奶原有的风味。超高温灭菌奶可在常温下保存30天以上。

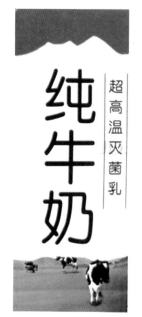

二、特性

灭菌乳是杀死乳中一切微生物,包括病原体、非病原体、芽孢等。但灭菌乳不是无菌乳,只是产品达到了商业无菌状态,即不含危害公共健康的致病菌和毒素;不含任何在产品贮存运输及销售期间能繁殖的微生物;在产品有效期内保持质量稳定和良好的商业价值,不变质。

为了保证灭菌后的牛奶长期的安全,必须采用无菌包装对牛奶进行包装,保护产品不接触光线和空气中的氧,从而在保存牛奶原有营养成分的同时,有效抑制牛奶中微生物的繁殖,使产品达到商业无菌,实现了无需防腐剂,及无需冷链的贮存和运输。

无菌包装是一个过程,包括包装材料的选择和灌装过程的无菌。一些细心的消费者也许已发现,长期保鲜奶的包装是一种用纸、铝箔

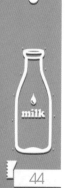

吃出营养 吃出健康——乳品的科学吃法

及聚乙烯塑料层复合而成的"绿色"材料。这种材料可有效防止再污染，也可阻挡光、氧气和微生物的侵入，从而达到保质、保鲜、保营养、保美味的效果。其次，对经过超高温（UHT）瞬间灭菌处理，并采用无菌包装的鲜奶进行无菌灌装，才能使其在贮存及运输中均不需要冷藏，当产品到达消费者手上时，其质量和营养价值仍完好无损。

即便在全封闭的环境中经历了如此严格的工序，高温灭菌奶在出厂之前还必须通过保温试验工艺，这是国际上比较通用的高温灭菌牛奶质量保证程序。加工生产好的牛奶必须在30℃~35℃的环境中放置七天，七天期满后一旦发现样品中有问题出现就必须立即扣留所有的产品，再次扩大抽样量，直到样品无任何问题才允许最终出厂，因此高温灭菌牛奶的安全系数是非常高的。

三、生产

超高温灭菌乳生产工艺有两个关键过程，一是牛乳在130℃~150℃、1~4秒下瞬间灭菌，用于超高温灭菌的装置可分为直接加热和间接加热两种方式；二是无菌包装，即用蒸汽、热风或化学试剂将包装材料灭菌后，再以蒸汽、热风或无菌空气等形成正压环境，在防止细菌污染的条件下进行的灭菌乳包装。

工艺流程：原料乳的验收→过滤与净化→预热（80℃~85℃）→加热（135℃~150℃）→冷却（80℃）→均质→最后冷却→无菌包装。

四、高温灭菌奶的优点和误区

有些人会认为，保质期长的牛奶里面添加的防腐保鲜剂会比较多。实际上，通过高温灭菌再加上无菌包装就可以保证牛奶达到基本无菌，可以在常温下放很长时间不会变质，根本不需要放防腐剂。保质期长的牛奶不是在质量安全上存在问题,主要还是营养的损失。

针对消费者对安全牛奶的需求,一些商家宣称自己生产的是"无菌奶"。"无菌奶"这名字听起来就让人觉得安全,可无菌奶是不是真的没有细菌呢?其实,不管是鲜奶、酸奶、奶粉、奶酪,所有的乳制品多多少少都有细菌,没有绝对无菌的。有些乳制品号称"无菌奶",其实只不过是"商业无菌"而已,就是牛奶在经过适当的杀菌后,不含有致病性微生物,也不含有在常温下能在其中繁殖的非致病性微生物。所以,就牛奶的安全性来说,关键是看里面有什么菌和有多少菌数。

五、超高温灭菌乳与巴氏杀菌乳有什么区别

乳制品的热处理方式

预热处理
63℃~65℃/15秒

杀灭牛乳中嗜冷菌,以便加工前短时间储存

杀灭牛乳中所有可能导致产品变质的微生物

巴氏杀菌
72℃~75℃/15秒

杀灭牛乳中引起人类疾病的所有微生物

超高温瞬时灭菌
135℃~150℃/4~15秒

常温保存产品

冷藏保存产品

超市中各种放在冷藏区以外的袋装或盒装牛奶,大都属于超高温灭菌乳,一般袋装牛奶保质期为30~45天,盒装牛奶保质期为6~9个月。超高温灭菌乳与巴氏杀菌乳的生产工艺有三点不同,一是加热强度更大,可以彻底杀死所有微生物;二是采用了特殊的无菌包装材料;

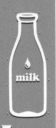

milk

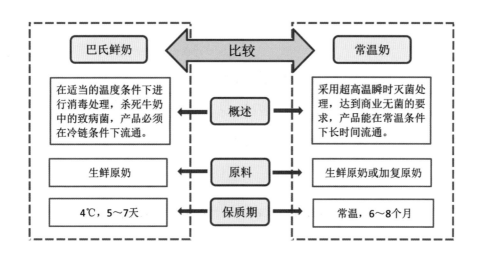

三是包装过程在无菌环境中完成,因此,超高温灭菌乳可以在常温条件下保存很长时间。

与巴氏杀菌乳相比,由于受热强度更大,超高温灭菌乳的营养物质损害程度比巴氏杀菌乳大,尤其是活性蛋白质和维生素。由于加工处理的方式不同,即使用相同原料生产的巴氏消毒乳和超高温灭菌乳其营养价值有着很大的区别。

巴氏消毒法生产的巴氏消毒乳最大限度地保存了鲜牛奶的营养价值,称得上是真正意义上的鲜牛奶,它使生奶中的生物活性物质丧失很少;避免了优质钙变性,钙含量高,且易于人体吸收。而采用 UHT 超高温灭菌方式加工的常温奶,在加工中使生奶中的生物活性物质可能受到破坏;将一部分优质钙转化为不能被人体消化吸收的不溶性钙,钙含量损失较高。

在国家标准中,巴氏消毒乳必须用生鲜牛奶生产,不允许用还原乳生产。超高温灭菌乳允许用奶粉还原成液态乳生产。用经过高温生产的奶粉再加工成还原奶生产的液态奶,其营养价值显然比用生鲜奶生产的液态奶要低。

六、如何识别巴氏消毒乳和超高温灭菌乳

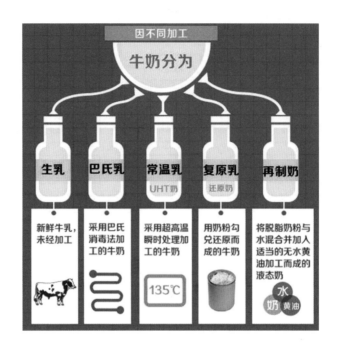

从包装上看,巴氏消毒乳大多采用屋顶纸盒、玻璃瓶、塑料瓶、塑料袋包装,必须在 4℃ 左右冷藏,保质期 3~7 天;超高温灭菌乳采用无菌砖、无菌枕、百利包包装,无需冷藏,保质期 30~240 天。消费者在购买奶制品时,应根据包装方式和包装上标注的消毒方法、配料表、营养成分、储存方式,根据自己的取舍进行选择。

七、超高温灭菌的功能奶

现在市场上有一些厂商宣称的所谓功能牛奶,具有补钙、补锌、补铁等营养功能,也有的适合乳糖不耐受人群、糖尿病患者群、睡眠不佳人群、减肥人群等。比如舒化奶,是为了满足"乳糖不耐受症"或乳糖酶缺乏人群的饮奶需求。有的人一喝牛奶就会有腹泻、腹胀、腹痛等

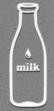

腹部不适,可能就是体内缺乏乳糖酶,通过在牛奶中添加乳糖酶,将牛奶中90%以上的乳糖分解成葡萄糖和半乳糖,就可以解决乳糖酶缺乏问题,可以让这些不能喝奶的人喝上牛奶。有人可能不太清楚它到底有什么作用,认为有功能就好,其实正常的消费者没有必要选择舒化奶。

选购功能奶时要注意

消费者要了解自己的健康状况和营养需求,是否真正需要在牛奶中补充一些营养成分或减少脂肪成分等,不要盲目购买功能奶。

看清所谓的功能奶是否正宗,有的具有保健功能的牛奶要有国家保健食品认证,就是要有"蓝帽子"保健食品标识。如适应糖尿病患者群的牛奶是保健食品,买的时候要看看有没有国家保健食品认证的标识;有的牛奶宣称高钙、补铁锌等营养功能,要看看它到底有多少营养成分含量。

八、超高温灭菌的高钙奶

普通牛奶中钙含量为90~120毫克/100毫升,按标准规定如果声称"高钙奶",就要比普通牛奶多30%的钙,高钙奶钙的含量应该为117~156毫克/100毫升。按国家《预包装食品营养标签管理通则》规定,只有当100毫升液体食品钙含量≥120毫克时,才可以标注"高钙"。但牛奶中本身的钙含量就比一般食物要高,再加钙要解决高钙奶中存在的沉淀、絮凝和乳清析出等技术难题,否则钙也加不多。

有调查发现,有些号称高钙奶的产品,其钙含量和普通全脂牛奶的差距不一定能达到30%以上。按规定高钙奶的钙含量应该比普通牛奶要多27~36毫克/100毫升,但实际上有的高钙奶的钙含量仅比纯牛奶多了2~10毫克/100毫升。

目前市场上标称的高钙奶产品，是在天然牛奶中又添加了外源的钙，这些钙源大致分为天然乳钙、化学合成钙等几类。其中天然钙是以新鲜乳清为原料，通过过滤、浓缩、喷雾干燥从牛奶中提取的，是一种较好的天然乳钙，其钙含量高、溶解性好，尤其是具有良好的生物利用率。但是1克乳钙需要从至少1千克以上的纯牛奶中提取制得，所以成本较高。还有的是普通的化学合成钙，较多是加碳酸钙，其成本仅为乳钙的5%～15%，所以有些厂商为了追求利润乐意加化学合成钙，但这些钙在人体内的吸收效果并不理想，而人为添加的钙吸收率很低。

现在大家都知道要补钙，不但给自己补，给家里的老人补，更忘不了给孩子补。一些家长为了给孩子补足钙，干脆就让孩子喝高钙奶，其实这样做并不一定明智。

众所周知，婴幼儿身体所需钙质的最主要、最好的来源是奶。一般地说，如果孩子是母乳喂养，在母亲没有严重缺钙的情况下，婴儿通过母乳就可以得到比较充足的钙源了。当婴儿添加辅食以后，母乳中的钙含量尽管降低，但是添加的辅食也可以为孩子补充一部分钙源。对于人工喂养的孩子来说，高钙奶中的磷沉积较高，这会导致钙的吸收率降低，使大量不能被吸收的钙从肾脏排出。另外，钙和锌、铁的吸收是呈竞争性的，也就是说当钙太多时，会导致锌、铁的吸收减少。因此，如果孩子没有其他消化道的问题，他所能获得的钙源应该是充足的。家长再让孩子喝高钙奶，结果得不偿失，反而为孩子的身体带来不必要的负担。如果孩子每天能摄入足够的奶制品，再辅以适量的维生素D及足够的户外活动，一定可以健康成长。

吃出营养 吃出健康——乳品的科学吃法

milk

第三节　发酵乳

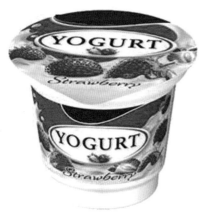 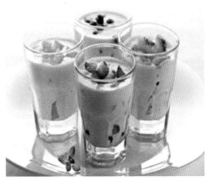

一、概念

1988 年,国际乳品联合会(IDF)颁布的发酵乳标准指出,"发酵乳是指一种由牛乳(可以是脱脂的也可以是不经过脱脂的)在借助特殊的微生物发酵剂的作用下制备的一种乳制品。这种乳制品在销售到消费者时其中的微生物菌群应保持活性,而且不含有任何病原微生物"。

2010 年中华人民共和国国家标准(GB 19302—2010)中定义如下:

(1)发酵乳

以生牛(羊)乳或乳粉为原料,经杀菌、发酵后制成的 pH 值降低的产品。

(2)酸乳

以生牛(羊)乳或乳粉为原料,经杀菌、接种嗜热链球菌和保加利亚乳杆菌(德氏乳杆菌保加利亚亚种)发酵制成的产品。

(3)风味发酵乳

以80%以上生牛(羊)乳或乳粉为原料,添加其他原料,经杀菌、发酵后pH值降低,发酵前或后添加或不添加食品添加剂、营养强化剂、果蔬、谷物等制成的产品。

(4)风味酸乳

以80%以上生牛(羊)乳或乳粉为原料,添加其他原料,经杀菌、接种嗜热链球菌和保加利亚乳杆菌(德氏乳杆菌保加利亚亚种)发酵前或后添加或不添加食品添加剂、营养强化剂、果蔬、谷物等制成的产品。

二、功能特性

发酵乳制品营养全面,风味独特,比牛乳更易被人体吸收利用。国内外专家研究证明,乳酸菌在发酵过程中可产生大量的乳酸、其他有机酸、氨基酸、B族维生素及酶类等成分。因此,发酵乳制品具有如下作用:

(1)抑制肠道内腐败菌的生长繁殖,对便秘和细菌性腹泻具有预防治疗作用。

(2)发酵乳中产生的有机酸可促进胃肠蠕动和胃液分泌,胃酸缺乏症患者,每天适量饮用发酵乳,有利于恢复健康。

(3)可以克服乳糖不耐症。

(4)酸乳中的3-羟基-3-甲基戊二酸和乳酸能够明显降低胆固醇,可预防老年人患心血管疾病。

(5)发酵乳在发酵过程中,乳酸菌可产生抗诱变化合物活性物质,

具有抑制肿瘤产生的潜能,同时,发酵乳还可提高人体的免疫功能。

(6)饮用发酵乳对预防和治疗糖尿病、肝病也有一定的效果。

三、分类

目前,因原料、菌种种类的变化,酸乳的概念也有了很大的变化。通常认为,酸乳(即酸奶)是以鲜乳(或乳粉)和白砂糖为主要原料,加入经特殊筛选的乳酸菌,在适宜温度下(30℃~40℃)发酵制成的含活性乳酸菌的乳产品。目前,酸乳的品种日趋丰富,大约有四十余个品种,除了传统的酸牛乳之外,许多不同形态、不同风味、不同疗效的发酵乳制品层出不穷,并受到人们的青睐,如芦荟酸乳、芦荟谷物酸乳具有免疫调节、延缓衰老等功效。此外,发酵乳制品的风味、包装也日趋差异化。通常根据不同的分类方法,可以将酸乳分成不同种类。

(一)国际乳品联合会(IDF)分类

(1)嗜热菌发酵乳

①单菌发酵乳:如嗜酸乳杆菌发酵乳、保加利亚乳杆菌发酵乳等。

②复合菌发酵乳:如采用保加利亚乳杆菌和嗜热链球菌制备的酸奶就是其中最主要的一种。

(2)嗜温菌发酵乳

①经乳酸发酵而成的发酵乳:这种产品中常用的菌种有乳酸乳球菌及其亚属、肠膜状明串珠菌和干酪乳杆菌等。

②经乳酸和酒精发酵而成的发酵乳:如开菲尔乳、酸马奶酒等。

(二)按成品的组织状态分类

(1)凝固型酸乳

凝固型酸乳发酵过程在包装容器中进行,从而使成品因发酵而保留其凝乳状态。我国传统的玻璃瓶和瓷瓶装的酸奶即属于此类型。

（2）搅拌型酸乳

搅拌型酸乳是成品先发酵后灌装而得，发酵后的凝乳已在灌装前和灌装过程中搅拌，添加（或不添加）谷物、果料、果酱等制成的具有一定黏度的流体制品。

（三）按成品口味分类

（1）天然纯酸乳

产品只由原料乳加菌种发酵而成，不含任何辅料和添加料。

（2）加糖酸乳

产品是在原料乳中加入糖并经菌种发酵而成的。

（3）调味酸乳

产品在天然酸乳或加糖酸乳中加入香料而成。

（4）果料酸乳

产品是由天然酸乳与糖、果料混合而成。

（5）复合型或营养健康型酸乳

这类酸乳通常在酸乳中强化不同的营养素（维生素、食用纤维等）或在酸乳中混入不同的辅料（如谷物、干果等）而成，这种酸乳在西方国家非常流行，人们常在早餐中食用。

（6）疗效酸乳

这类产品主要包括无糖酸乳、低热量酸乳、蛋白质强化酸乳等。

（四）按原料中脂肪含量分类

联合国粮食与农业组织（FAO）和世界卫生组织（WHO）规定，全脂酸乳的含脂率为 3.0%，部分脱脂酸乳为 0.5%~3.0%，脱脂酸乳为0.5%，酸乳非脂乳固体含量为 8.2%。

(五) 按发酵后的加工工艺分类

(1) 浓缩酸乳

浓缩酸乳是将一般酸乳中的部分乳清除去而得到的浓缩产品,因其除去乳清的方式与干酪类似,也有人叫它酸乳干酪。

(2) 冷冻酸乳

冷冻酸乳是在酸乳中加入果料、增稠剂或乳化剂,然后将其进行凝冻处理而得到的产品,所以又称为酸奶冰淇淋。

(3) 充气酸乳

充气酸乳是在酸乳发酵后,在酸乳中加入稳定剂和起泡剂(通常是碳酸盐)后,经均质处理而成的酸乳饮料。这类产品通常是以充 CO_2 气的酸乳饮料形式存在。

(4) 酸乳粉

酸乳粉是在酸乳中加入淀粉或其他水解胶体后,经冷冻干燥或喷雾干燥加工而成的粉状产品。

(六) 按菌种分类

(1) 普通酸乳

通常指仅用保加利亚乳杆菌和嗜热链球菌发酵而成的产品。

(2) 双歧杆菌酸乳

产品内含有双歧杆菌的产品。

(3) 嗜酸乳杆菌酸乳

产品内含有嗜酸乳杆菌的产品。

(4) 干酪乳杆菌酸乳

产品内含有干酪乳杆菌的产品。

四、菌种构成：

(一)传统构成菌

现代乳酸发酵剂是由嗜热链球菌和保加利亚乳杆菌构成的。酸乳是一种可追溯到公元前的古老食品,当时人们缺乏微生物知识,不了解酸乳形成的原因,直到 20 世纪初才确认了酸乳中乳酸菌的存在。之后人们一直采用这两种菌制作酸乳,所以称其为传统构成菌。但当今采用的乳酸菌是在长期生产实践中经过多次选育产生的,与初期分离的菌株相比要优越得多。

(二)其他构成菌

根据不同的目的可往酸乳微生物菌相中追加其他乳酸菌,例如追加嗜酸乳杆菌、双歧杆菌或同时追加这两种菌。这样可增加这两类菌在肠道中的定植量,提高酸乳的保健作用。追加其他乳酸菌之后制作的产品是一些新型的酸乳,例如嗜酸乳杆菌酸乳、双歧杆菌酸乳、嗜酸乳杆菌—双歧乳杆菌乳、特制酸乳、开匪尔酸乳等。一般追加的有效菌株必须采用恰当的肠道菌株。用于追加用的乳酸菌,也可不与嗜热链球菌、保加利亚乳杆菌组合而单独作为发酵剂。为了增加产品的营养生理学价值,可添加能合成维生素的特殊菌,特别是合成维生素 B 族的菌;为了改善产品的风味,可添加双乙酰乳链球菌;为了改善产品硬度,可添加能产生黏性物质的菌,如链球菌的变种等。

五、产品的选购与保存

在选购酸奶时,要仔细看产品包装上的标签标识,特别是要看配料表和产品成分表,以便于区分产品是纯酸牛奶,还是调味酸牛奶,或是果料酸牛奶,再根据产品成分表中脂肪含量的多少,选择自己需要

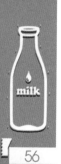

的产品。

酸奶应具有纯乳酸发酵剂制成的酸牛奶特有的气味,无酒精发酵味、霉味和其他外来的不良气味。由于酸牛奶产品保质期较短,一般为一周,且需在 2℃~6℃下保藏,因此选购酸牛奶时应少量多次。

在选购酸奶时,消费者应认真区分酸奶和酸牛奶饮料,酸牛奶饮料的蛋白质、脂肪的含量较低,一般都在 1.5%以下,所以选购时要看清产品标签上标注的是酸奶还是酸牛奶饮料。

乳酸饮料,虽然也在其成分中标明含有乳酸菌、牛奶等,并且也都冠以"某某奶",但实际上其中只含有少量的牛奶,其中蛋白质、脂肪、铁及维生素的含量均远低于牛奶。一般酸奶的蛋白质含量都在 3%左右,而乳酸菌饮料只有 1%。因此从营养价值上看,乳酸菌饮料远不如酸奶,绝对不能用乳酸菌饮料代替牛奶、酸奶。

六、家庭制作酸奶的步骤

原料:纯牛奶 500 毫升、发酵剂或原味纯酸奶 50 毫升(牛奶、酸奶 10:1 的比例)、白砂糖(酸奶总量的 6%)。

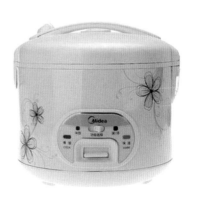

工具:电饭锅(面包机、酸奶机均可)、勺子(用于搅拌)。

具体步骤如下:

1.器具消毒:

将所有工具用开水烫一下消毒后备用。

2.酸奶配料:

将牛奶倒入电饭锅中,加入适量白砂糖(也可以不加)搅拌使其溶解。

3.料液消毒：

在电饭锅中加热牛奶至约70℃，即将沸未沸的状态，维持10分钟。

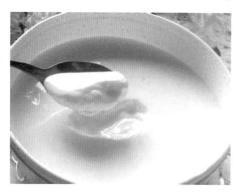

4.料液冷却：

将电饭锅的内胆取出，放入凉水中冷却至大约40℃左右（用手抱住电饭锅内胆，感觉热而不烫手即可），然后将内胆重新放回电饭锅中，同时选择电饭锅的保温功能档。

5.添加发酵剂：

将适量的酸奶倒入晾好的牛奶中，搅拌使其混合均匀，盖好盖子。

6.酸奶发酵：

40℃左右，保温6~8小时（受温度、奶的品质、菌种数量、活性等影响而不定），如果酸奶变成比较浓稠的状态就做好了，如果没有就再放进去继续发酵1~2小时，直到达到你满意的浓度为止。

5.冷却、后熟：

发酵好的酸奶取出，搅拌均匀，盖严盖子，送进冰箱冷藏后熟，食用的时候取出即可。

6.饮用：

吃的时候加糖、蜂蜜、水果、蜜豆、炒红果、果酱均可。

注意事项：

1.加热发酵的时间长短，一般取决于发酵容器内的温度。一般温度高一些的发酵时间短一

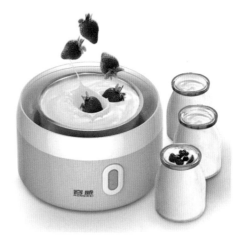

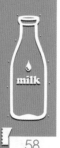

milk

些,夏天比冬天发酵所需时间也要短一些,所以做酸奶所需的时间每次是不一样的。容器保温效果好,时间就短,容器保温效果差,时间就长。一般用电饭煲制作时冬天用4~5小时,夏天用3~4小时;用酸奶机制作时夏天用6~8小时,冬天用10~12小时(发酵时间最长不要超过12小时)。

2.其实酸奶制作的原理说白了就是个恒温发酵,不用电饭煲,家里可选择的器具也很多,电炖锅、电汤煲、暖水瓶、保温箱、电烤箱、消毒柜、面包机等等都可以用来做酸奶,这就要大家发挥自己的聪明才智,懂得如何一物多用了。

3.如果发酵温度没有问题,但发酵失败了,那就要考虑牛奶是不是含有抗生素了,或者酸奶的活力不好了。

喝酸奶小知识

1.记住喝酸奶"四要"和"四不要"

"四要":要看清标签;要喝新鲜酸奶;开封后要快喝;喝后要漱口。

"四不要":不要空腹喝;不要和香肠、腊肉等加工肉制品一起吃;不要与抗生素药物同吃;婴儿、胃酸过多者、腹泻患者不要喝。

2.打开酸奶后先看形状

凝固型酸奶的凝块应均匀细密,无气泡,无杂质,允许有少量乳清析出;搅拌型酸奶是均匀一致的流体,无分层现象,无杂质。再看颜色,正常的酸奶颜色应是微黄色或乳白色,这与选用牛奶的含脂量高低有关,含脂量越高颜色越发黄。如发现酸奶颜色和形状异常,千万别喝。

3.买酸奶要看出厂日期和保质期

产品刚出厂活菌数最高,选离出厂日期越近的越好。还要尽可能缩短酸奶在室温下的放置时间,否则乳酸菌的死亡速度会大大加快,同时酸奶的风味将变得过酸。大家可以闻味鉴别:变酸的酸奶仍然是可食的,只有产生酒味和霉味的酸奶才是被有害菌污染了,千万不可食用。有益菌的酸奶可能比普通酸奶好一点,可以选择购买,但别太迷信宣传的功能。

七、发酵乳制品质量安全问题及控制技术

(一)原料乳对发酵乳质量安全的威胁

原料乳营养丰富,如果微生物数量超标,微生物会快速生长,代谢乳中营养成分使原料乳变质变味,而且这些微生物会产生代谢产物。这些代谢产物,例如生物胺本身就是有毒性的,另外还会产生脂肪酶等耐热酶,这些产物即使在原料乳被杀菌消毒后,仍然存在,成为潜在的安全隐患。因此,如果原料乳微生物严重超标,只能做报废处理。

目前有研究表明奶中微生物总量与乳房患炎症的程度具有相关性,而当乳房受到感染时,体细胞数量明显增加。体细胞数反映了牛奶质量及奶牛的健康状况,在正常情况下,牛奶中体细胞数在 $2×10^4 \sim 2×10^5$ 个/mL,因此原料奶中体细胞的数目也是检测的项目之一。

抗生素残留是决定发酵乳能否正常发酵的关键因素之一,因此对发酵乳使用的原料乳进行抗生素检测也至关重要。为了预防或者治疗奶牛的多种疾病,需使用青霉素、链霉素、庆大霉素、磺胺类等抗生素,这些抗生素均能转运至乳汁中。若原料奶中存有抗生素,由于发酵乳菌种受到抗生素抑制,只能缓慢生长甚至停止生长,这样会使整批牛奶不能发酵,从而影响发酵乳的正常生产。发酵乳的凝固性实验可以检测原料奶是否含有抗生素,只是比较耗时。

(二)常见微生物污染对发酵乳质量安全的威胁

1.发酵乳常见污染微生物

发酵乳原料热处理条件通常为90℃~95℃、5分钟,热处理强度较低,在发酵过程中除乳酸菌增殖外,也容易造成其他杂菌生长,且在灌装环节通常不是无菌灌装,这也就造成了发酵乳制品相对容易受到其他生物性的污染,以酵母菌和霉菌污染最为常见。

从生产者的角度看,监控发酵乳制品生产环节霉菌和酵母菌最有意义,因为这些真菌类的微生物可以使发酵乳在保质期内腐败变质。酵母菌主要分布在含糖较高的偏酸性环境中,它在发酵乳中容易生长,它的繁殖会使菌数升高而影响人们身体健康,在繁殖过程中还会产气使发酵乳胀包。

此外,发酵乳制品也容易受到霉菌的污染,霉菌种类繁多,有毛霉、根霉、曲霉、青霉、脉孢菌、交链孢霉、赤霉菌和白僵菌。霉菌的繁殖速度要比酵母菌慢,尽管一些种类(如曲霉)会变成纽扣型菌落,但它们大多数都需要用氧气来维持生长,所以霉菌一般出现在凝固型发酵乳中,搅拌型发酵乳的瓶盖密封性较好,霉菌难以生长。但是,偶尔也有霉菌出现并生长导致产品出现质量问题的现象。

除了病原细菌以外,人们还认识到霉菌的代谢产物也能毒害消费者,尤其是黄曲霉毒素 M1。虽然加工过程中的杀菌步骤会杀灭霉菌,但发酵过程还是有可能被霉菌二次污染的,那么就可能产生毒素。

2.发酵乳常见微生物污染来源与预防

发酵乳常见微生物污染的主要来源是原料,尤其是菌种、果酱等其他不经热处理直接添加到发酵乳制品中的原料,此外包装材质的污染也是一个较常见的来源。除了原料,生产过程也是细菌污染的主要来源,尤其是菌种添加以及灌装过程,都极其容易受到环境中细菌的污染。

对于发酵乳制品的常见微生物污染,必须加强原料与环境的检验,严格执行现有的成熟质量管理体系要求,加大对生产人员的培训,从源头上避免微生物对发酵乳质量的威胁,并对出厂产品进行相关检验,确保发酵乳制品的质量安全。

(三) 噬菌体对发酵乳质量安全的威胁

1.噬菌体的来源

噬菌体是一类能够感染细菌的病毒,能使细胞溶解,延缓乳酸的产生。噬菌体极其微小,体积约是细菌的1/1000,具有非常专一的寄生性。发酵乳生产过程中,噬菌体的防治是个重要问题,尤其是一些发酵时间长的产品,出现噬菌体污染的概率较高,如72小时发酵的乳类产品极容易受到噬菌体污染。发酵乳制品一旦出现噬菌体污染,就会随污染程度的加大,发酵速度越来越慢直至发酵失败。

噬菌体广泛地存在于泥土、空气中,可以说有细菌的地方就有噬菌体的存在。

2.噬菌体污染的预防和控制

发酵乳制品生产中噬菌体污染是一个复杂的问题,虽然至今还没有方法能完全满意地解决,但是平时生产中可以采取一些措施来防治噬菌体污染,如加强环境消毒,防止噬菌体入侵和蔓延。缺乏正确的消毒处理是发生噬菌体污染的主要原因。首先,加工环境的设计需要便于消毒并处于良好维护状态,比如地板、墙壁、天花板和门,如果这些区域被忽略,则很难控制噬菌体。其次,喷洒氯化物或杀藻胺气溶胶能杀灭活噬菌体,紫外线照射可用作额外的保护措施。

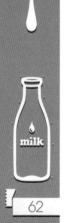

第四节　乳饮料

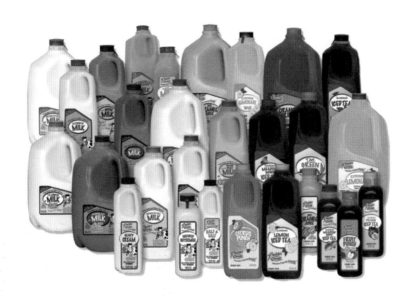

一、概念

含乳饮料是以鲜乳或乳制品为原料,经发酵或未经发酵加工制成的制品。含乳饮料是一种常见的营养型饮料,以风味独特等特点在软饮料行业中独树一帜。

二、分类

含乳饮料分为中性型乳饮料和酸性乳饮料,又按照蛋白质及调配方式分为配制型含乳饮料和发酵型含乳饮料。

(一)配制型含乳饮料:

蛋白质含量不低于 1.0% 的称为乳饮料。

（二）发酵型含乳饮料：

发酵型含乳饮料中蛋白质含量不低于 1.0% 的称为乳酸菌乳饮料，蛋白质含量不低于 0.7% 的称为乳酸菌饮料。

（三）中性乳饮料

中性调和乳饮料又称风味含乳饮料，一般以原料乳或乳粉为主要原料，然后加入水、白砂糖、稳定剂、香精和色素等，经加热处理而制成。市场上常见的风味乳饮料有草莓乳、香蕉乳、红枣乳等果汁乳产品，所采用的包装形式主要有无菌包装和塑料瓶包装。

（四）酸性乳饮料：

酸性乳饮料包括发酵型酸乳饮料和调配型酸乳饮料。

1.发酵型酸乳饮料：

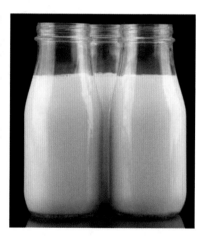

发酵型酸乳饮料是一种发酵型的酸性含乳饮料。通常以牛乳或乳粉、植物蛋白乳（粉）、果蔬菜汁、糖类为主要原料，经杀菌、冷却、接种乳酸菌发酵剂发酵，经稀释而制成。乳酸菌饮料因其加工处理的方法不同，一般分为酸乳型和果蔬型两大类。酸乳型乳酸菌饮料是在酸凝乳的基础上加工而成的。首先将酸凝乳进行破碎，然后配入白糖、香料、稳定剂等通过均质而制成的均匀一致的液态饮料。果蔬型乳酸菌饮料中含有适量的果汁（如柑橘、草莓、苹果、沙棘、杨梅等）或蔬菜汁浆（如番茄、胡萝卜、玉米、南瓜等）。它的加工方法有两种，一种是先将原料乳发酵后，添加果蔬汁、砂糖、稳定剂、香精、色素等辅料，经混合、均质而成，也就是所谓的先发酵后调配的加工方法；还有一种是先调配后发酵，就是先按照配方

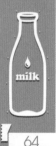

将所有原料混合在一起,共同发酵后,再通过加糖、稳定剂和香料等混合、均质后制作而成。同时又可分为活性乳酸菌饮料(未经后杀菌)和非活性乳酸菌饮料(经后杀菌)。

2.调配型酸性含乳饮料:

是指以原料乳或乳粉、糖、稳定剂、香精、色素等为原料,用乳酸、柠檬酸、苹果酸、酒石酸或果汁将牛乳的 pH 调整到酪蛋白的等电点(pH4.6)以下(一般为 pH3.7~pH4.2)而制成的一种含乳饮料。根据国家标准,这种饮料的蛋白质含量应大于 1%,因此它属于含乳饮料的一种。

三、生产工艺

(一) 中性调和乳饮料

1.加工工艺

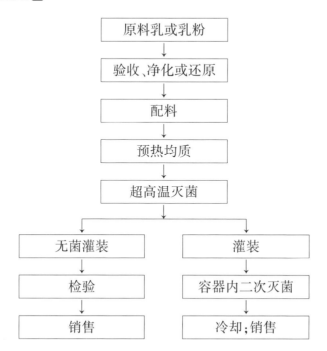

图 2-4-1 中性调和乳饮料工艺流程图

2.操作要点

(1)原料要求

如果使用牛乳作为原料乳,牛乳一定要符合 GB 19301-2010 食品安全国家标准生乳生鲜牛乳收购标准(饮料为保鲜包装),甚至还要符合生产 UHT 乳的原料乳标准(乳饮料为无菌包装)。若生产中采用乳粉还原来生产风味乳饮料,乳粉也必须符合标准后方可使用;同时还应采用合适的设备来进行乳粉的还原。

(2)乳粉还原

乳粉还原有很多种方式,如低温长时间法(10℃、过夜)、中温还原法(40℃~50℃、20~30 分钟)。在水温从 10℃增加至 50℃的过程中,乳粉的润湿性随之上升;在 50℃~100℃之间,温度上升,润湿度不再增加且有可能下降。低温处理乳粉比高温处理乳粉易于溶解,在此蛋白恢复到其一般的水合状态是很重要的,这一过程在 40℃~50℃条件下至少需水合 20 分钟。通常情况下新鲜的高质量乳粉所需水合时间最短,水合时间不充足蛋白质的持水能力差,将导致最终产品不稳定。

(3)溶糖

如果产品在配料中没有稳定剂,最好专门配置一个溶糖缸,将糖溶于热水中,然后煮沸 15~20 分钟,再冷却过滤至牛乳中。

(4)稳定剂

如果产品在配料中需要用白砂糖,可按稳定剂/白砂糖大约为 1/(10~20)的比例进行干混,然后通过混合器打入热的牛乳或水中。如果没有白砂糖,则需进行高温处理。不同稳定剂的处理温度要求不一样,可参照有关资料进行操作。

(5)香精与色素

香精可分为液体香精、固体香精。液体香精的添加最好是通过在

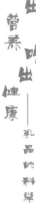

线添加到熟的牛乳(即已经杀菌的)中,不经过热处理,这样能避免热处理引起的香味损失。固体香精一般较耐高温,可以和白砂糖、稳定剂等辅料混在一起加入牛乳中,也可以与一定的水或牛乳混合制成溶液,然后在线添加到熟牛乳中。但现在很多公司没有在线添加装置,所以一般还是和其他辅料一样添加。香精经过热处理,由于不同的香精对热的敏感程度不同,因此若采用二次灭菌,所使用的香精应耐121℃的温度。若采用超高温灭菌,所使用的香精应耐137℃～140℃的高温。有的色素遇光褪色,所以在选用包材时应该考虑色素的稳定性,或者使用护色素。

(6)超高温灭菌

对超高温产品来说,灭菌温度与超高温纯牛乳一样,通常采用137℃、4秒的条件。在超高温灭菌设备内应包括脱气和均质处理装置。通常均质首先进行脱气,脱气后温度一般为70℃～75℃,此时再进行均质,通常采用两段均质工艺。压力分别为20MPa和5MPa。

(7)冷却包装

灭菌后的产品应迅速冷却,以提高产品的贮存性能;中性含乳饮料的包装主要有无菌包装和塑料瓶包装等。塑料瓶包装多采用二次杀菌,以延长产品的货架期。

3.中性调和乳饮料的标准

感官指标应具有加入物相应的色泽和香味,质地均匀。无脂肪上浮,无蛋白颗粒,允许有少量加入物沉淀,无任何不良气味和滋味。

4.影响中性含乳饮料质量的因素

(1)原料乳质量

为生产高质量的风味乳饮料,必须使用高质量的原料乳,否则会出现许多质量问题。

①原料乳中的蛋白质稳定性将直接影响到灭菌设备的运转情况和产品的保质期。蛋白质稳定性差,灭菌设备容易结垢,清洗次数增多,停机频繁,从而导致设备连续运转时间缩短、耗能增加及设备利用率降低。

②如果原料中细菌总数含量高,其中的致病菌产生的毒素经灭菌后有可能会残留,从而影响到消费者的健康。

③若原料乳中的嗜冷菌数量过高,那么在贮藏过程中,这些细菌会产生非常耐热的酶类,灭菌后会仍有少量残余,从而导致产品在贮藏过程中组织状态方面发生变化。

（2）香精、色素质量

香精、色素的选择取决于产品的热处理情况,尤其对于超高温灭菌产品来说,若选用不耐高温的香精、色素,生产出来的产品风味很差,而且可能影响产品应有的颜色。

5.中性含乳饮料的质量控制

（1）沉淀

①还原奶粉的质量

质量较差或奶粉在还原过程中水合的效果较差。

②稳定剂的用量较低或质量较差

若在配料中添加卡拉胶,那么卡拉胶用量过少,形成的网状结构的强度不足以悬浮未溶解的颗粒,就会引起沉淀。可通过增加卡拉胶用量,同时也可通过添加一些盐类如柠檬酸三钠、磷酸氢二钠等来增强卡拉胶的作用。

③蛋白质和脂肪含量低

若牛乳中蛋白质和脂肪含量过低,那么同样由稳定剂形成的触变性凝胶的强度弱,无法悬浮未溶解颗粒而导致沉淀。解决办法是增加

蛋白质和脂肪含量或增加稳定剂的用量。

④灌装温度

通常多数稳定剂在30℃以下才能形成凝胶(最好为25℃),因此,若灭菌后不及时将巧克力乳饮料温度降至25℃以下,那么巧克力乳饮料在仓库内就需很长时间(尤其是夏季)才能从灌装时的30℃以上冷却至25℃以下。因此,在稳定剂作用下形成网状结构之前,未溶解颗粒就可能已沉淀于包装的底部,那么稳定剂就起不到悬浮颗粒的作用。

(2)凝块

①原料乳质量

若原料乳质量差,蛋白质的稳定性差,那么乳饮料就可能产生沉淀或凝块等缺陷。

②稳定剂用量

若稳定剂用量过多,那么卡拉胶将形成真正的凝胶,而不是触变性的凝胶。若稳定剂用量太小,稳定剂起不到悬浮颗粒的作用。

③热处理强度

若热处理过度,蛋白质因热变形而导致稳定性降低,乳饮料可能会结块。

(二)调配型酸性含乳饮料

1.加工工艺

(1)配料及加工工艺流程

典型的调配型酸性含乳饮料的配料成分:乳粉3%~12%,果汁或果味香精适量,稳定剂0.3%~0.5%,柠檬酸、苹果酸调pH 3.8~4.0,柠檬酸钠0.5%。

典型的调配型酸性含乳饮料的成品标准:脂肪≥1.0%,糖12%,

蛋白质≥1.0%,总固形物15%。

调配型酸性含乳饮料具体的工艺流程如图2-4-2所示:

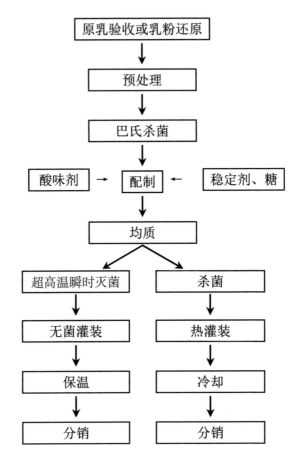

图 2-4-2 调配型酸性含乳饮料工艺流程图

(2)加工过程中的操作要点

①原辅料要求

原辅料采购进厂要符合软饮料原辅料GB/T 10789-2015的要求,要严格保存,防潮防霉,严格控制微生物总量。复合乳化稳定剂的质量卫生应符合GB/T 10789-2015的要求;乳粉质量应符合GB19644-

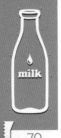

2010 的要求;尽量用低温或中温乳粉,以增加热处理稳定性;其他添加物也要依照配方严格添加,以保证产品的总固形物含量及适口性。生产调配用水要用软化水或冷开水,以减少水中的微生物对品质的影响及水中钙、镁离子对稳定性的影响。

②乳粉的还原

用大约一半的 50℃ 左右的软化水来溶解乳粉,便于乳粉完全溶解。

③稳定剂的溶解

复合乳化稳定剂可与 5~10 倍的白糖预先干混,然后加入到高速搅拌缸中与温水充分混溶。

④混合

白糖可用热水在化糖缸中溶化,再经过滤后备用;将稳定剂溶液、糖浆等加入到巴氏杀菌乳中,充分搅拌混合均匀后,冷却至 20℃ 以下。

⑤酸化

酸化过程是决定产品品质的最重要的工序。酸味剂可以用柠檬酸、乳酸、苹果酸做酸味剂。成品的品质与调酸过程有关。酸化要求如下:

a.酸化要在 20℃ 以下进行,以减少蛋白质的析出、脂肪上浮及沉淀的产生。

b.酸化前,要将酸稀释为 10%~20% 的溶液,酸液浓度过高时,就很难保证牛乳与酸液的良好混合,从而使局部酸度偏差太大,导致局部蛋白质沉淀;也可在酸化前,将一些缓冲盐类如柠檬酸钠等加入到酸液中。

c.酸化要在带高速搅拌器的配料罐中进行,以保证整个酸化过程中酸液与牛乳能均匀地混合,而不会导致局部 pH 过低,产生蛋白质沉淀。

d.酸化过程加酸过快可能导致局部牛乳与酸液混合不均匀,从而形成酪蛋白颗粒悬浮。因此整个调配过程加酸速度不宜过快。同时,酸液应缓慢地(以喷雾的方式)加入到配料罐中,以保证酸液能迅速、均匀地分散于牛乳中。加酸过快会使酸化过程形成的酪蛋白颗粒粗大,产品易产生沉淀。

e.为保证酪蛋白颗粒的稳定性,在升温及均质前,应先将牛乳的pH降至4.0以下,这样远离蛋白质的等电点,其稳定性增加。

⑥配料

酸化过程结束后,将香精、色素等配料辅料加入到酸化的牛乳中,同时对产品成分含量进行标准化。

⑦杀菌

由于调配型酸性含乳饮料的pH一般在3.7~4.0,属于高酸性食品,其杀菌的主要对象菌为霉菌和酵母,故采用高温短时的巴氏杀菌就可实现商业无菌。理论上来说,采用95℃、30s的杀菌条件即可,但考虑到各个工厂的卫生状况及操作条件的不同,大部分工厂对无菌包装的产品采用105℃~115℃、15~30min的杀菌条件。对包装于塑料瓶中的产品来说,通常在灌装后再采用95℃~98℃、20~30min杀菌。杀菌设备中一般都有脱气和均质处理装置,常用的两段均质机一段均质压力为20MPa二段均质压力为5MPa。

2.调配型酸性含乳饮料的标准

(1)感官指标

色泽呈均匀一致的乳白色,稍带微黄色或相应的果类色泽。口感细腻、甜度适中、酸而不涩,具有乳饮料应有的滋味和气味,无异味。

（2）组织状态

呈乳浊状,均匀一致无分层,允许有少量沉淀,无气泡,无异味。

3.影响调配型酸性含乳饮料质量的因素

（1）原料乳及乳粉质量

要生产高质量的调配型酸性含乳饮料,必须使用高质量的乳粉或原料乳,乳粉还原后蛋白质稳定性要好。

（2）水的质量

调配时水的质量非常重要。若使用水的碱度过高,则会影响到饮料的口感,也易造成蛋白质沉淀、分层。

（3）稳定剂的种类和质量

调配型酸性含乳饮料最适宜的稳定剂是果胶或其他稳定剂的混合物。考虑到实际生产的成本,所以常使用一些胶类稳定剂,如耐酸性羧甲基纤维素（CMC）、黄原胶、卡拉胶、瓜儿豆胶、海藻酸丙二醇酯（PGA）等。在工厂生产中,多种稳定剂混合使用比单一稳定剂的使用效果好,使用量应根据酸度、蛋白质含量的增加而增加。

（4）酸的种类

调配型酸性含乳饮料可以使用柠檬酸、乳酸、苹果酸和酒石酸等做酸味料,并以用乳酸生产出的产品质量为最佳,生产时一般采用柠檬酸与乳酸的混合酸溶液作酸味料。

4.调配型酸性含乳饮料的质量控制

（1）沉淀及分层

①选用的稳定剂不合适

选用稳定剂在产品保质期内达不到应有的效果。为解决此问题,可采用果胶或其他稳定剂复配使用。一般采用纯果胶时,用量为0.35%~0.60%,但具体的用量和配比必须通过实验来确定。

②酸液浓度过高

调酸时若酸液浓度过高,就很难保证局部牛乳与酸液能良好地混合,从而使局部酸度偏差太大,导致局部蛋白质沉淀。解决的措施是酸化前,将酸稀释为 10%～20% 的溶液,同时,也可在酸化前,将一些缓冲盐类如柠檬酸钠等加入到酸液中。

③混料罐内搅拌器的搅拌速度过低

搅拌速度过低,就很难保证整个酸化过程中酸液与牛乳能均匀地混合,从而导致局部 pH 过低,产生蛋白质沉淀。因此,为提高生产高品质的调配型酸性含乳饮料,车间内必须配备带有高速搅拌器的配料罐。

④酸化过程中加酸过快

加酸速度过快,可能导致局部牛乳与酸液混合不均匀,从而使形成的酪蛋白颗粒过大,且大小分布不匀。采用正常的稳定剂用量,就很难保持酪蛋白颗粒的悬浮,因此整个酸化过程加酸速度不易过快。

(2)产品口感过于稀薄

有的厂家生产出来的酸性含乳饮料喝起来像淡水一样,造成此类问题的原因可能是乳粉热处理不当或最终产品的总固形物含量过低、配料把握不准、稳定剂用量不足等原因所致。

(三)发酵型乳酸饮料

1.乳酸菌饮料的加工工艺

(1)工艺流程

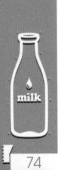

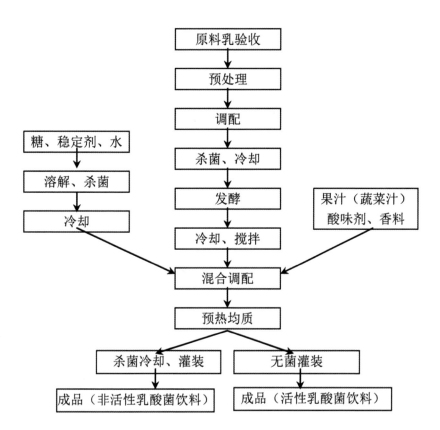

图 2-4-3 发酵乳酸菌饮料工艺流程图

（2）操作要点

①调配混合

先将白砂糖、稳定剂、乳化剂等一起搅拌均匀，加入 70℃～80℃ 的热水中充分溶解，经杀菌、冷却后，同果汁、酸味剂一起与发酵乳混合并搅拌均匀，最后加入香精等。在乳酸菌饮料中最常使用的稳定剂是纯果胶或与其他稳定剂的复合物。通常果胶对酪蛋白颗粒具有最佳的稳定性，这是因为果胶是一种聚半乳糖醛酸，在 pH 值为中性和酸性时带负电荷，将果胶加入到酸乳中时，它会附着于酪蛋白颗粒的表面，使酪蛋白颗粒带负电荷。由于同性电荷互相排斥，可避免酪蛋白颗粒间相互聚合成大颗粒而产生沉淀，考虑到果胶分子在使用过程中的降解趋势以及它在 pH 值 4 时稳定性最佳的特点,因此,杀菌前一般将乳酸菌饮料的 pH 值调整为 3.8~4.0 之间。

②均质

均质可采用胶体磨或均质机使其料液微细化,提高料液黏度,抑制粒子的沉淀,并增强稳定剂的稳定效果。乳酸菌饮料较适宜的均质压力为 15 MPa~20 MPa,温度 55℃左右。

③后杀菌

发酵调配后的杀菌目的是延长饮料的保存期。经合理杀菌、无菌灌装后的饮料,其保存期可达 3~6 个月。由于乳酸菌饮料属于高酸性食品,故采用高温短时巴氏杀菌即可得到商业无菌化程度,也可采用更高的杀菌条件如 95℃~105℃、30 秒或 110℃、4 秒。生产厂家可根据自己的实际情况,对以上杀菌制度作相应的调整,对塑料瓶包装的产品来说,一般灌装后采用 95℃~98℃、20~30 分钟的杀菌条件,然后进行冷却。

④果蔬预处理

在制作果蔬乳酸菌饮料时,要首先对果蔬物料进行加热处理,以起到灭活酶活性的作用。通常选择在沸水中放置 6~8 分钟。经灭活酶活性后打浆或取汁,再与杀菌后的原料乳混合。

2.乳酸菌饮料的质量控制

(1)饮料中活菌数的控制

活性乳酸菌饮料要求每毫升饮料中含活的乳酸菌 100 万个以上。欲保持较高活力的菌株,发酵剂应选用耐酸性强的乳酸菌种(如嗜酸乳杆菌、干酪乳杆菌)。为了弥补发酵本身的酸度不足,需补充柠檬酸,但是柠檬酸的添加会导致活菌数下降,所以必须控制柠檬酸的使用量。苹果酸对乳酸菌的抑制作用小,与柠檬酸并用可以减少活菌数的下降,同时又可改善柠檬酸的涩味。

（2）沉淀

沉淀是乳酸菌饮料最常见的质量问题。乳蛋白中80%为酪蛋白，其等电点为4.6。乳酸菌饮料的pH值在3.8~4.2之间，此时，酪蛋白处于高度不稳定状态。此外，在加入果汁、酸味剂时，若酸浓度过大，加酸时混合液温度过高或加酸速度过快、搅拌不匀等均会引起局部过分酸化而发生分层和沉淀。为使酪蛋白胶粒在饮料中呈悬浮状态，不发生沉淀，应注意以下几点：

①均质

经均质后的酪蛋白微粒，因失去了静电荷、水化膜的保护，使粒子间的引力增强，增加了碰撞机会，容易聚成大颗粒而沉淀。因此，均质必须与稳定剂配合使用，方能达到较好效果。

②稳定剂

常添加亲水性和乳化性较高的稳定剂。稳定剂不仅能提高饮料的黏度，防止蛋白质粒子因重力作用下沉，更重要的是它本身是一种亲水性高分子化合物，在酸性条件下与酪蛋白结合形成凝胶体，防止凝集沉淀。此外，由于牛乳中含有较多的钙，在pH值降到酪蛋白的等电点以下时以游离钙状态存在，Ca^{2+}与酪蛋白之间易发生凝集而沉淀。故添加适当的磷酸盐使其与Ca^{2+}形成螯合物，起到稳定作用。

③添加蔗糖

添加10%左右的蔗糖不仅使饮料酸中带甜，而且糖在酪蛋白表面形成被膜，可提高酪蛋白与其他分散介质的亲水性，并能提高饮料密度，增加黏稠度，有利于提高酪蛋白在悬浮液中的稳定性。

④有机酸的添加

添加柠檬酸等有机酸类是引起饮料产生沉淀的因素之一。因此，须在低温条件下添加，使其与蛋白胶粒均匀缓慢地接触。另外，添加速度要缓慢,搅拌速度要快。一般酸液以喷雾形式加入。

⑤发酵乳的搅拌温度

为了防止沉淀产生,还应注意控制好搅拌发酵乳时的温度。高温时搅拌,凝块将收缩硬化,造成蛋白胶粒的沉淀。

(3)脂肪上浮

在采用全脂乳作原料时,由于均质处理不当,极易出现脂肪上浮。这时应改进均质条件,如增加均质压力或提高均质温度等,同时可选用酯化度高的稳定剂或乳化剂,如卵磷脂、单硬脂酸甘油酯、脂肪酸蔗糖酯等。

(4)果蔬料的质量控制

为了强化饮料的风味与营养,常常加入一些果蔬原料,例如果汁类的椰汁、芒果汁、橘汁、草莓汁等,蔬菜类的胡萝卜汁、玉米浆、南瓜浆、冬瓜汁等,有时还加入蜂蜜等成分。由于这些物料本身的质量或配制饮料时预处理不当,使饮料在保存过程中引起感官质量的不稳定,如饮料变色、褪色、出现沉淀、污染杂菌等。因此,在选择及加入这些果蔬物料时应注意杀菌处理。另外,在生产中应考虑适当加入一些抗氧化剂,如维生素 C、维生素 E、儿茶酚、EDTA 等,以增强果蔬色素的抗氧化能力。

(5)卫生管理

在乳酸菌饮料酸败方面,最大问题是酵母菌的污染。酵母菌繁殖会产生二氧化碳,并形成酯臭味和酵母味等不愉快风味。另外霉菌耐酸性很强,也容易在乳酸菌饮料中繁殖并产生不良影响。酵母菌、霉菌的耐热性弱,通常在 60℃、5~10 分钟加热处理即被杀死。所以,制品中出现的污染,主要是二次污染所致。所以使用蔗糖、果汁的乳酸菌饮料其加工车间的卫生条件必须符合有关要求,以避免造成制品的二次污染。

第五节　干酪

一、概念

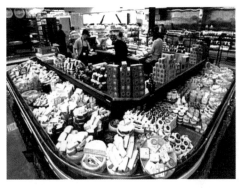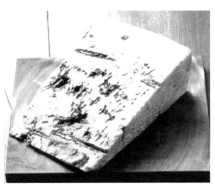

　　干酪也叫奶酪，是指在乳（也可以用脱脂乳或稀奶油等）中加入适量的乳酸菌发酵剂和凝乳酶，使乳蛋白（主要是酪蛋白）凝固后，排除乳清，将凝块压成所需形状而制成的产品。制成后未经发酵成熟的产品称为新鲜干酪，经长时间发酵成熟而制成的产品称为成熟干酪。国际上将这两种干酪统称为天然干酪。

　　干酪的英文单词是"cheese"，是一种发酵的牛奶制品，其性质与常见的酸牛奶有相似之处，都是通过发酵过程来制作的，也都含有可以保健的乳酸菌，但是干酪的浓度比酸奶更高，近似固体食物，营养价值也因此更加丰富。每千克干酪制品都是由 10 千克的牛奶浓缩而成，含有丰富的蛋白质、钙、脂肪、磷和维生素等营养成分，是纯天然的食品。就工艺而言，干酪是发酵的牛奶；就营养而言，干酪是浓缩的牛奶。

　　目前，乳业发达国家六成以上的鲜乳用于干酪的加工，在世界范围内干酪也是耗乳量最大的乳制品。干酪在西方国家是一种非常普遍的食品,消费量很大。世界主要干酪生产国包括美国、加拿大、澳大利亚、荷兰和新西兰等,其中,荷兰是世界出口干酪最多的国家。近年来干酪的产量和消费量一直保持着增长势头。

　　干酪也是中国西北地区的蒙古族、哈萨克族等游牧民族的传统食品,在内蒙古被称为奶酪或奶豆腐,在新疆俗称乳饼,完全干透的干酪又叫奶疙瘩。

　　二、干酪的种类

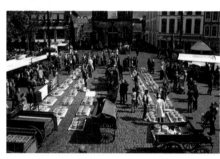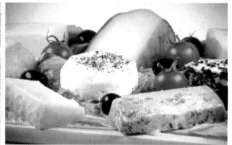

　　干酪的种类繁多,即使除去一些较小的地方性品种,也数不胜数,这使得干酪的分类也变得异常复杂。知名干酪品种都有一些与众不同的特征,如尺寸、形状、质量、颜色、外观和检测数据等,但要测定滋味和气味,特别是当原料可能为牛乳、绵羊乳、山羊乳或水牛乳,又可能是混合乳时,则更加困难。有些干酪,在原料和制造方法上基本相同,由于制造国家或地区不同,其名称也不同。如著名的法国羊乳干酪,在丹麦生产的这种干酪被称作达纳布路干酪。

　　国际上通常把干酪划分为三大类:天然干酪、再制干酪和干酪食品,这三类干酪的主要规格、要求如表5-1所示。

表 5-1　天然干酪、再制干酪和干酪食品的主要规格

名称	规　　格
天然干酪	以乳、稀奶油、部分脱脂乳、酪乳或混合乳为原料,经凝固后,排出乳清而获得的新鲜或成熟的产品,允许添加天然香辛料以增加香味和滋味。
再制干酪	用一种或一种以上的天然干酪,添加食品卫生标准所允许的添加剂(或不加添加剂),经粉碎、混合、加热融化、乳化后而制成的产品,含乳固体 40% 以上。此外,还有下列两条规定: (1)允许添加稀奶油、奶油或乳脂以调整脂肪含量。 (2)为了增加香味和滋味,添加香料、调味料及其他食品时,必须控制在乳固体的 1/6 以内。但不得添加脱脂乳粉、全脂乳粉、乳糖、干酪素以及不是来自乳中的脂肪、蛋白质及碳水化合物。
干酪食品	用一种或一种以上的天然干酪或融化干酪,添加食品卫生标准所规定的添加剂(或不加添加剂),经粉碎、混合、加热融化而成的产品,产品中干酪数量需占 50% 以上。此外,还规定: (1)添加香料、调味料或其他食品时,需控制在产品干物质的 1/6 以内。 (2)添加不是来自乳中的脂肪、蛋白质、碳水化合物时,不得超过产品的 10%。

　　国际乳品联合会(IDF)还曾提出以含水量为标准,将干酪分为硬质、半硬质、软质三大类,并根据成熟的特征或固形物中的脂肪含量来分类的方案。习惯以干酪的软硬度及与成熟有关的微生物来进行分类和区别。依据此标准,世界上主要干酪的分类如表 5-2 所示。

表 5-2　干酪的分类

种　　类	与成熟有关的微生物	水分含量/%	主要产品
软质干酪	细菌	40~60	稀奶油干酪
	细菌		比利时干酪
	霉菌		布里干酪
半硬质干酪	细菌	36~40	砖状干酪
	霉菌		青纹干酪
硬质干酪	细菌	25~36	荷兰干酪
	细菌		瑞士干酪
特硬干酪	细菌	<25	帕尔玛干酪

根据凝乳方法的不同,可将干酪分为以下 4 个类型:

①酶凝乳的干酪,大部分干酪品种都属于此种类型。

②酸凝乳的干酪,如农家干酪、夸克干酪和稀奶油干酪。

③热/酸联合凝乳的干酪,如瑞考特干酪。

④浓缩或结晶处理的干酪,如麦索斯特干酪。

现将几种比较著名的干酪品种及特性介绍如下:

1.农家干酪

农家干酪是以脱脂乳、浓缩脱脂乳或脱脂乳粉的还原乳为原料,加工制成的一种不经成熟的新鲜软质干酪。成品水分含量通常为 70%~72%。成品中常加入稀奶油、食盐、调味料等,作为佐餐干酪,一般多配制成色拉或糕点。

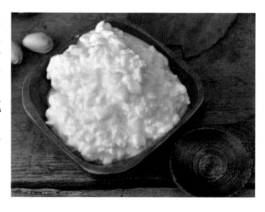

农家干酪是一种块状、酸凝乳的新鲜干酪,属典型的非成熟软质

milk

干酪,含有丰富的蛋白质、矿物质和维生素。由于其易于消化,食用方便,所以无论是对儿童还是老人都是一种具有高营养价值的食品。农家干酪具有爽口、温和的酸味,光滑、平整的质地。在许多国

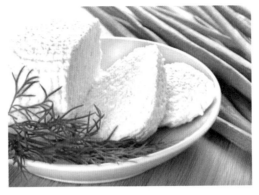

家都十分普及,以美国产量最大,是一种极受欢迎的乳制品。因为农家干酪是非常易腐的产品,制作农家干酪的所有设备及容器都必须彻底清洗消毒以防杂菌污染。

2.切达干酪

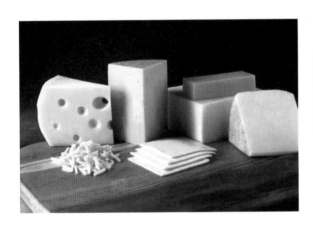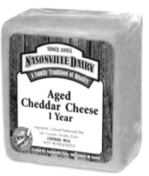

切达奶酪是一种原制奶酪,或称为天然奶酪。它是由原奶经过灭菌、发酵、凝结、成熟等一系列复杂的加工工艺做成的。凡是原制奶酪,其中发酵用的菌种是活菌而不是死菌,这对人体是有益的。再制奶酪,多半就是以切达奶酪作为原料制成的。一般来说,10千克鲜奶才能做1千克的奶酪,所以说奶酪是牛奶的精华。切达水分含量为36%、脂肪含量为33%、蛋白质含量为31%,每100克切达奶酪含721.

4 毫克的钙。

这种干酪原产于英国的切达村,现在美国大量生产。质地较软,颜色从白色到浅黄不等,味道也因为储藏时间长短而不同,有的微甜(9 个月),有的味道比较重(24 个月)。切达奶酪很容易被融化,所以也可以作为调料使用。

制作切达奶酪时,有一道特殊的工序堆酿,简单来说,就是把已经成型的凝乳再次切碎,撒上盐,然后倒入模具,让切开的凝乳颗粒二次融合,从而在切达奶酪内部留下不规则的细纹。

3.高达干酪

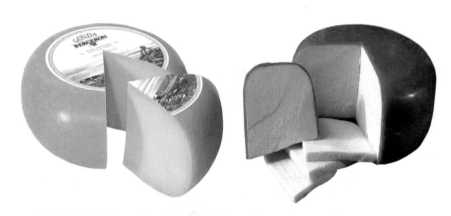

高达干酪原产于荷兰小镇高达,可能是荷兰最著名的奶酪,几乎成为荷兰奶酪的代名词。荷兰是真正的奶酪王国,每年出口奶酪四十多万吨的产量高居世界第一,它的历史可追溯到公元 400 年。奶酪对荷兰来说除了是每日必备食品外,也是一个了解传统荷兰的绝佳途径。荷兰每年生产的所有奶酪中,大约 60% 都是高达干酪以及它的变种。高达干酪是以全脂牛乳为原料,经细菌成熟的硬质干酪,成品水分在 45% 以下。目前各干酪生产国都有生产,其口感、风味良好,组织均匀。

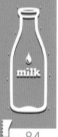

谈起高达干酪,有些人会马上想起它那层红色或黄色的蜡衣,但是真正的干酪爱好者却对高达干酪醇厚的焦糖口味更加津津乐道。成熟的高达干酪味道淡甜,而熏高达则有麝香的余韵。高达有三种颜色的蜡衣,穿什么颜色的外衣可是有讲究的:嫩高达——红色蜡衣;成熟高达——黄色蜡衣;熏高达——黑色或褐色蜡衣。

4. 马苏里拉奶酪

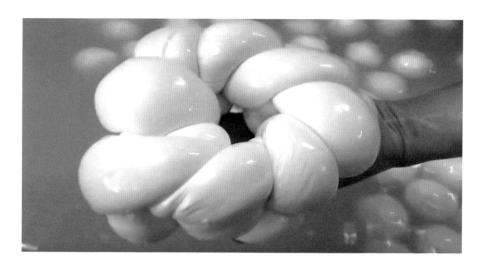

也称为莫泽瑞拉奶酪,英文名 Mozzarella,原产马苏里拉奶酪是意大利坎帕尼亚那布勒斯地方产的一种淡味奶酪,由水牛乳制成,现代用普通的牛奶也可以制作,但与水牛奶的制品比较,在口感上缺乏水牛奶制品的甜度。其成品色泽淡黄,含乳脂50%。此奶酪是制作比萨的重要原料之一。正宗水牛奶的制品色泽很白,有一层很薄的光亮外壳,未成熟时质地很柔顺,很有弹性,容易切片,成熟期约1

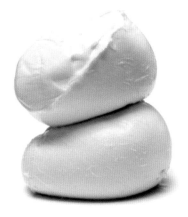

至 3 天,成熟后,就变得相当地软,风味增强了,不过之后迅速变质,保质期不超过 1 周。

在美国,马苏里拉是销售量第二的干酪,仅次于切达干酪。这类奶酪的特点就是要经过独特的拉伸过程,然后光滑的凝乳被切开,塑形。"Mozzarella"奶酪的名称便由此而来,"Mozza"在意大利语中是"切"的意思,而"Mozzare"是"切断"的意思。这种奶酪非常柔软,可以很好地被切成片。马苏里拉在意大利被称为"奶酪之花",因为质地潮润香滑,极适合制作糕点,而菜肴上与西红柿和橄榄油搭配更是锦上添花。

三、干酪的组成和营养价值

(一)干酪的组成

干酪含有丰富的蛋白质、脂肪等有机成分和钙、磷等无机盐类,以及多种维生素及微量元素。

1.水分

干酪中水分含量与干酪的形体及组织状态关系密切,直接影响干酪的发酵速度。水分多时,酶的作用迅速,发酵时间短,成品易形成有刺激性的风味;水分少时,则发酵时间长,成品产生酯的风味。因此,干酪在加工时,控制水分含量很重要。在加工过程中,由于受加热条件、无脂乳固体含量、凝乳状态等因素影响,造成成品含水不一致。通常,农家干酪水分含量为 70%~72%,软质干酪为 40%~60%,半硬质干酪为 36%~40%,硬质干酪为 25%~36%,特硬质干酪为<25%。

2.脂肪

原料乳的脂肪含量与干酪的收率、组织状态、产品质量有关系。干酪中脂肪含量一般占干酪总固形物的 45% 以上。在干酪的成熟过

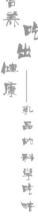

程中,脂肪的分解生成物是干酪风味形成的重要成分。脂肪可使干酪保持其特有的组织状态,呈现独特的口感、风味。

3.酪蛋白

酪蛋白是干酪的重要成分之一,原料乳中的酪蛋白被酸或凝乳酶作用而凝固,形成干酪的组织,并包拢乳脂肪球。干酪成熟过程中,在相关微生物的作用下使酪蛋白分解,产生水溶性的含氮化合物,如肽、氨基酸等,形成干酪的风味物质。

4.白蛋白、球蛋白

此类乳蛋白不被酸或凝乳酶凝固,但在酪蛋白形成凝块时,其中一部分被机械地包含在凝块中。用高温加热乳来制造的干酪中含有较多的白蛋白和球蛋白,给酪蛋白的凝固带来了不良影响,容易形成软质凝块。

5.乳糖

原料乳中的乳糖大部分转移到乳清中,残存在干酪凝块中的部分乳糖可促进乳酸发酵,产生的乳酸可用来抑制杂菌的繁殖,提高添加菌的活力,促进干酪的成熟。

6.无机物

牛乳中无机物含量最多的是钙和磷,在干酪成熟过程中与蛋白质的可融化现象有关。钙可以促进凝乳酶的凝乳作用。

(二)干酪的营养价值

制作干酪的主要原料是牛奶,而牛奶是一种公认的营养佳品。制作 1 千克的奶酪大约需要 10 千克的牛奶,因此,奶酪又被称为"奶黄金"。除含有优质蛋白质外,奶酪还有糖类、有机酸、钙、磷、钠、钾、镁、铁、锌等微量矿物元素,以及脂溶性维生素 A,胡萝卜素和水溶性的维生素 B_1、B_2、B_6、B_{12},烟酸,泛酸,生物素等多种营养成分,这些物质具有许多重要的生理功能。

干酪中含有丰富的营养成分，主要为蛋白质和脂肪，仅此而言，等于将原料乳中的蛋白质和脂肪浓缩10倍。此外，所含的钙、磷等无机成分，除能满足人体的营养需要外，还具有重要的生理作用。干酪中的维生素类主要是维生素 A，其次是胡萝卜素、B 族维

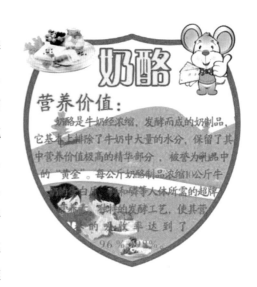

营养价值：

奶酪是牛奶经浓缩、发酵而成的奶制品，它基本上排除了牛奶中大量的水分，保留了其中营养价值极高的精华部分，被誉为乳品中的"黄金"。每公斤奶酪制品浓缩10公斤牛奶……钙和磷等人体所需的矿物……特殊的发酵工艺，使其营……的吸收率达到96%～99%

生素和烟酸等。干酪中的蛋白质经过成熟发酵后，由于凝乳酶和发酵剂微生物产生的蛋白酶的作用而分解成蛋白胨、多肽和氨基酸等可溶性物质，极易被人体消化吸收，干酪中蛋白质的消化率为96%～98%。另有人报道在奶酪的成熟期，牛乳中的酪蛋白逐渐降解成肽和氨基酸。一些氨基酸在发酵剂和酶的催化下，可进一步发生降解反应。γ-氨基丁酸就是由谷氨酸脱羧而来，因此很多奶酪中都含有 γ-氨基丁酸。而 γ-氨基丁酸是一种具有降血压、抗惊厥、镇痛、改善脑机能、精神安定、促进长期记忆、肾功能活化、肝功能活化等作用的功能因子。

近年来，人们开始追求具有营养价值高、保健功能全的食品。功能性干酪产品已经开始生产并正在进一步开发之中。如 Ca 强化、低脂肪、低盐等类型的干酪；还有向干酪中添加食物纤维、N-乙酰基葡萄糖胺、低聚糖、酪蛋白磷酸肽等重要的具有良好保健功能的成分，促进肠道内优良菌群的生长繁殖，增强对钙、磷等矿物质的吸收，并且具有降低血液内胆固醇及防癌抗癌等效果。这些功能性成分的添加，给高营养价值的干酪制品增添了新的魅力。

milk

四、制作干酪的发酵剂和凝乳酶

(一) 干酪发酵剂

1.发酵剂的种类

在制造干酪的过程中,用来使干酪发酵与成熟的特定微生物培养物称为干酪发酵剂。依据其中微生物的不同种类可将干酪发酵剂分为细菌发酵剂与霉菌发酵剂两大类。

> 发酵剂的主要任务是在凝块中产酸。

细菌发酵剂主要以乳酸菌为主,应用的主要目的在于产酸和参与产品的后熟过程产生相应的风味物质。其中主要有乳酸链球菌、乳油链球菌、干酪乳杆菌、丁二酮乳链球菌、嗜酸乳杆菌、保加利亚乳杆菌以及嗜柠檬酸明串珠菌等。有时还要使用丙酸菌,使干酪产品形成特有的组织状态。

霉菌发酵剂主要是采用对脂肪分解强的干酪青霉、娄地青霉等。某些酵母菌,如解脂假丝酵母菌等也在一些品种的干酪中得到应用。干酪发酵剂微生物及其制品如表5-3所示。

2.发酵剂的作用及组成

(1)发酵剂的作用

发酵剂依据其菌种的组成、特性及干酪的生产工艺条件,主要有以下作用。

①产生乳酸,使乳中可溶性钙的浓度升高,为凝乳酶创造一个良好的酸性环境,而促进凝乳酶的凝乳作用。

②乳酸可促进凝块的收缩,产生良好的弹性,利于乳清的渗出,赋予制品良好的组织状态。

③一定浓度的乳酸可以较好地抑制产品中污染杂菌的繁殖,保证

表 5-3　干酪发酵剂微生物及其制品

发酵剂微生物		使用制品
一般名	菌种名	
乳球菌	嗜热乳链球菌	各种干酪,产酸及风味
	乳酸链球菌	各种干酪,产酸
	乳油链球菌	各种干酪,产酸
	粪链球菌	切达干酪
乳杆菌	乳酸杆菌	瑞士干酪
	干酪乳杆菌	各种干酪,产酸、风味
	嗜热乳杆菌	干酪,产酸、风味
	胚芽乳杆菌	切达干酪
丙酸菌	薛氏丙酸菌	瑞士干酪
青霉菌	短密青霉菌	砖状干酪
	卡门培尔干酪青霉	法国卡门塔尔干酪
酵母类	解脂假丝酵母	青纹干酪
		瑞士干酪

成品的品质。

④发酵剂中的某些微生物可以产生相应的分解酶分解蛋白质、脂肪等物质,从而提高制品的营养价值、消化吸收率,并且还可形成制品特有的芳香风味。

⑤由于丙酸菌的丙酸发酵,使乳酸菌所产生的乳酸还原,产生丙酸和二氧化碳气体,在某些硬质干酪中产生特殊的孔眼特征。

综上所述,在干酪的生产中使用发酵剂可以促进凝块的形成,使凝块收缩和容易排除乳清,防止在制造过程和成熟期间杂菌的污染和繁殖,改进产品的组织状态,并在成熟中创造酶作用适宜的 pH 条件。

（2）发酵剂的组成

根据菌种的组成将干酪发酵剂分为单菌种发酵剂和混合菌种发酵剂。

①单菌种发酵剂

只含一种菌种，如乳酸链球菌或乳酪链球菌等。优点主要是长期活化和使用，其活力和性状的变化较小；缺点是容易受到噬菌体的感染，造成发酵剂繁殖受阻和产酸迟缓。

②混合菌种发酵剂

由两种或两种以上的产酸和芳香物质、形成特殊组织状态的菌种组成，优点是能够形成乳酸菌的活性平衡，较好满足制品发酵成熟的要求，菌种不易同时被噬菌体污染；缺点是每次活化培养很难保证原来菌种的组成比例。

3.发酵剂的制备

实际生产过程中，发酵剂的添加量需要根据具体的干酪品种、加工程序、原料奶的质量（如组成成分，是否含有抑菌素等）以及发酵剂菌株本身的酸化活力等因素来确定，但最终应保证每升原料奶当中含有 $10^8 \sim 10^9$ 的活菌数量。一旦现有的新鲜发酵剂不能满足生产需求时，就需要将原来储藏的备用发酵剂进行逐级扩大培养，直到满足生产需求的数量。

干酪生产过程使用发酵剂主要有两种方式：将厂内原有的新鲜发酵剂扩大培养后直接投入原料乳中进行干酪生产，称为生产发酵剂；采用冷冻或冷冻干燥的方法将发酵剂制成具有一定活菌数量的浓缩物（可以通过专门的发酵剂生产商加工完成），直接投放到原料乳中进行干酪生产，称为直投式发酵剂。

（1）生产发酵剂

在干酪生产中发酵剂的制备主要经过发酵剂纯培养物（实验室试管）、母发酵剂（三角瓶规模），最后到生产发酵剂（种子罐规模）的过程，也可购买直投式发酵剂（冷冻或冷冻干燥）来用于干酪的生产。

（2）直投式发酵剂

几乎所有类型的干酪产品和发酵乳饮料都能够采用直投式发酵剂（DVI）进行生产加工。但是在干酪加工业中，直投式发酵剂的使用程度主要受到生产规模和所生产的干酪品种的限制。通常情况下，生产工艺要求发酵剂在短时间内产生大量乳酸，以保证在 2～3 小时内完成原料乳的预酸化过程，这就需要在一定程度上提高发酵剂的添加量。因此，如果采用直投式发酵剂，将会大大提高干酪的成本。

采用直投式的形式添加辅助发酵剂是比较理想的方式，它能够控制并促进干酪的后期成熟，从而有助于干酪特殊风味的形成。辅助发酵剂可以与乳酸菌发酵剂一起添加到原料乳当中，但辅助菌种在干酪的加工过程中（2～5 小时内）并不生长，只是在形成凝块之后才表现出增殖的趋势，并将在后期成熟过程中大量繁殖到达较高的细胞数量。通常，生产中可以在一定程度上加大直投式辅助发酵剂的投入量，以便为多种风味物质的形成提供更多的酶类。

（3）霉菌发酵剂的调制

霉菌发酵剂的调制除使用的菌种及培养温度有差异外，基本方法与乳酸菌发酵剂的制备方法相似。将去除表皮后的面包切成小立方体，盛于三角瓶，加蒸馏水并进行高压灭菌。此时，如果添加少量乳酸增加酸度，则效果更好。将霉菌悬浮于无菌水中，再喷洒于灭菌面包上。置于 21℃～25℃的恒温箱中经 8～12 天培养，使霉菌孢子布满面包表面。从恒温箱中取出，约 20℃条件下干燥 10 天，或在室温下进行

真空干燥,最后研成粉末,经过筛后盛于容器中保存。

(二)凝乳酶

皱胃酶称为凝乳酶,由小牛皱胃第四胃提取物来,制成粉状或片剂。干酪加工中将皱胃的提取物添加到乳中,使乳迅速凝固,然后再加工成干酪。

由于干酪产量的不断上升和小牛犊供应的下降,使得小牛犊皱胃酶供应不足,价格上涨,所以开发、研制皱胃酶的代用酶越来越受到普遍的重视。目前已有很多皱胃酶代用酶被开发出来,并逐渐应用到干酪的生产中。但目前还没有达到完全代替的程度,传统工艺中还是使用小牛犊或小羊羔的皱胃酶来进行干酪的生产。

1.皱胃酶

皱胃酶作用的最适 pH 为 4.8,凝固乳的最适温度为 40℃~41℃。皱胃酶在弱碱(pH 为 9)、强酸、热、超声波的作用下而失活。皱胃酶是从犊牛或羔羊的第四胃中分泌的,当幼畜接受母乳以外的饲料时,即开始分泌胃蛋白酶,这两种酶的分离非常困难。此外,当接受其他饲料时,会得到多脂肪的皱胃酶,使净化过程发生困难。因此,应尽可能选择出生后数周以内的犊牛第四胃,尤其在出生后两周活力最强,喂料以后就不能应用。

在 pH 低的条件下,皱胃酶活性增高,并使酶蛋白胶束的稳定性降低,导致皱胃酶的作用时间缩短,凝块较硬。钙离子不仅对凝乳有影响,而且也影响副酪蛋白的形成。酶蛋白所含的胶质磷酸钙是凝块形成所必需的成分。如果增加乳中的钙离子可缩短皱胃酶的凝乳时间,并使凝块变硬。皱胃酶的凝乳作用,在 40℃~42℃ 条件下作用最快,在 15℃ 以下或 65℃ 以上则不发生作用。温度不仅对副酪蛋白的形成有影响,更主要的是对副酪蛋白形成凝块过程的影响。牛乳若先加热至42℃以上,再冷却到凝乳所需的正常温度后,添加皱胃酶,则凝乳时间延长,凝块变软,此种现象被称为滞后现象,其主要原因是乳在42℃以上加热处理时,酶蛋白胶粒中磷酸盐和钙被游离出来所致。另外,如果加过量的皱胃酶或延长凝乳时间,也会使凝块变硬。

2.皱胃酶代用酶

代用酶按其来源可分为动物性凝乳酶、植物性凝乳酶、微生物来源的凝乳酶及遗传工程凝乳酶等。

(1)动物性凝乳酶

动物性凝乳酶主要是胃蛋白酶,其性质在很多方面与皱胃酶相似。如:在凝乳张力及非蛋白氮的生成、酪蛋白的电泳变化等方面均与皱胃酶相似。但由于胃蛋白酶的蛋白分解能力强,导致蛋白质水解速度过快及过度水解,致使干酪产率下降。蛋白质过度水解或者非特异性水解会导致干酪的风味(主要是苦味)和质构缺陷,故一般不单独使用。

实验表明猪的胃蛋白酶比牛的胃蛋白酶更接近皱胃酶,用它来制作切达干酪,其成品与皱胃酶制作的相同。原因是切达干酪的水分含量和 pH 值不适于胃蛋白酶的蛋白分解作用。如果将胃蛋白酶与皱胃酶等量混合添加,可以减少胃蛋白酶单独使用的缺陷。另外,某些主要蛋白分解酶,如胰蛋白酶和胰凝乳蛋白酶,其蛋白分解力强,凝乳硬度差,产品略带苦味。

(2)植物性凝乳酶

①无花果蛋白分解酶

存在于无花果的乳汁中,可结晶分离。用无花果蛋白分解酶制作切达干酪时,凝乳与成熟效果较好,只是由于它的蛋白分解力较强,脂肪损失多,收率低,略带轻微的苦味。

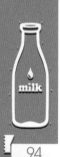

②木瓜蛋白分解酶

是从木瓜中提取的木瓜蛋白分解酶,可以使牛乳凝固,其对牛乳的凝乳作用比蛋白分解力强,制成的干酪带有一定的苦味。

③凤梨酶

是从凤梨的果实或叶中提取,具有凝乳作用。

(3)微生物来源的凝乳酶

微生物凝乳酶可分为霉菌、细菌、担子菌三种来源。主要在生产中得到应用的是霉菌性凝乳酶。其主要代表是从微小毛霉菌中分离出的凝乳酶,其相对分子质量为 29800,凝乳的最适温度为 56℃,蛋白分解力比皱胃酶强,但比其他的蛋白分解酶蛋白分解力弱,对牛乳凝固作用强。现在日本、美国等国将其制成粉末凝乳酶制剂而应用到干酪的生产中。另外,还有其他一些霉菌性凝乳酶在美国等国家被广泛开发和利用。现已制出了一系列可以代替皱胃酶的凝乳酶制剂,在干酪生产中收到良好的效果。

微生物来源的凝乳酶生产干酪时虽然凝乳作用较强,但是蛋白分解力比皱胃酶高,干酪的收得率较皱胃酶生产的干酪低,成熟后易产生苦味。另外,微生物凝乳酶的耐热性高,使乳清使用不便。

(4)利用遗传工程技术生产皱胃酶

由于皱胃酶的各种代用酶在干酪的实际生产中表现出某些缺陷,迫使人们利用新的技术和途径来寻求犊牛以外的皱胃酶来源。美国和日本等国家利用遗传工程技术,将控制犊牛皱胃酶合成的 DNA 分离出来,导入微生物细胞内,利用微生物来合成皱胃酶获得成功,并得到美国食品药品监督局(FDA)的认定和批准(1990 年 3 月)。目前,一些公司生产的人工合成皱胃酶制剂在美国、瑞士、英国、澳大利亚等国家已经得到较为广泛的推广应用,效果良好。

五、天然干酪的一般加工技术

天然干酪生产的基本过程是通过酸化、凝乳、排乳清、加盐、压榨、成熟等一系列的工艺过程将乳中的蛋白质和脂肪进行"浓缩"。最终干酪的得率和组成取决于原料的组成和特性，以及所采用的加工工艺。

(一)加工工艺

工艺流程如下：

原料乳验收→标准化→杀菌→冷却→添加发酵剂→调整酸度→加氯化钙→加色素→加凝乳酶→凝块切割→搅拌→加温→排出乳清→成型压榨→盐渍→成熟→包装→成品

(二)操作要点

1.原料乳的检验与预处理

(1)原料乳的检验

高品质的干酪产品来源于高质量的原料乳。因此必须对原料乳进行感官、理化及微生物检验以保证进入生产过程的原料奶的质量。制造干酪的原料乳，同时必须进行抗生素检验，只有抗生素实验呈阴性的原料乳才可以用于干酪的生产。在原料乳的组成上还应考虑如下几点：

①酪蛋白的含量

干酪的得率主要取决于原料乳的酪蛋白和脂肪含量，乳清蛋白和非蛋白氮一般不进入干酪中。

②脂肪/酪蛋白比值

脂肪/酪蛋白比值决定于干酪干物质中脂肪的含量，同时也对凝块的脱水收缩有影响，进而影响干酪最终的水分含量。

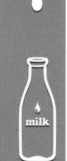

③乳糖的含量

除去脂肪和酪蛋白后,乳中的乳糖决定乳酸产量,从而显著影响干酪的 pH、水分含量和其他特性。

④乳的凝乳特性及脱水收缩能力可能有较大的变化,主要是由于乳中 Ca^{2+} 活性的变化,但其他成分也会有影响。

⑤乳中具有抑制细菌生长的物质会减慢乳酸菌发酵产酸。乳中天然的抑菌物质(主要是乳氧化物酶体系)一般在乳中的变化不大,乳中如存在抗生素会抑制发酵剂中乳酸菌的生长和干酪的成熟。

⑥原料乳的微生物组成变化很大,对于由生鲜乳制得的干酪,大肠菌群和丙酸菌是有害的。一些乳酸菌也会造成干酪风味的缺陷,如出现类似酵母的风味或卷心菜味,粪链球菌有可能造成硫化氢味。原料乳中嗜冷菌所产生的耐热性脂肪酶在许多干酪中会造成酸败味或肥皂味。

(2)原料乳的预处理

①净乳

净乳过程对干酪加工尤为重要,因为某些形成芽孢的细菌在巴氏杀菌时不能被杀灭,在干酪成熟过程中可能会造成很大的危害。如丁酸梭状芽孢杆菌在干酪的成熟过程中产生大量气体,破坏干酪的组织状态,且产生不良风味。如用离心除菌机进行净乳处理,不仅可以除去乳中大量杂质,而且可以将乳中90%的细菌除去,尤其对相对密度较大的芽孢菌特别有效。

②冷却和储存

经过净化的原料乳应立即冷却到4℃,以抑制细菌的繁殖。

(3)标准化

生产干酪时对原料乳的标准化除了对脂肪标准化外,还要对酪蛋白以及酪蛋白/脂肪的比例（C/F）进行标准化，一般要求 C/F = 0.7。所以，标准化时首先要准确测定原料乳的乳脂率和酪蛋白的含量，然后通过计算确定用于进行标准化的物质的添加量，最后调整原料乳中的脂肪和非脂乳固体之间的比例，使其比值符合产品要求。

用于生产干酪的牛乳通常不进行均质处理。原因是均质可导致牛乳结合水能力的大大上升，使游离水减少而导致乳清减少，以致很难生产硬质和半硬质类型的干酪。

2.杀菌

（1）杀菌作用

①杀灭原料乳中的致病性微生物并降低细菌的总体数量，破坏乳中的多种酶类。

②低温巴氏杀菌对蛋白质的影响非常小，高温巴氏杀菌可使部分乳清蛋白变性凝固，留存于干酪中，可以增加干酪的产量。杀菌强度直接影响干酪的质量，如果温度过高，时间过长，则受热变性的蛋白质增多，破坏盐类离子的平衡，进而影响皱胃酶的凝乳效果，使凝块松软，收缩作用变弱。另外因乳清蛋白持水性高于酪蛋白，会造成产品中水分含量过高。

（2）杀菌方法

杀菌的条件直接影响着产品质量。若杀菌温度过高，时间过长，则蛋白质热变性量增多，用凝乳酶凝固时，凝块松软，且收缩后也较软，往往形成水分较多的干酪。所以，在实际生产中多采用63℃、30分钟或71℃~75℃、15秒钟的杀菌方法。杀菌后的牛乳冷却到30℃左右，放入干酪槽中。

3.添加发酵剂和预酸化

将原料乳杀菌后，直接打入干酪槽中。干酪槽为水平卧式长椭圆

形不锈钢槽,且有保温(加热或冷却)夹层及搅拌器。将干酪槽中的牛乳冷却到30℃~32℃,然后加入发酵剂。

（1）添加发酵剂的目的

通过发酵剂,发酵乳糖产生乳酸,提高凝乳酶的活性,缩短凝乳时间;促进切割后凝块中乳清的排出;发酵剂在成熟过程中,利用本身的各种酶类促进干酪的成熟;防止杂菌的繁殖。

（2）发酵剂的加入方法

首先应根据制品的质量和特征,选择合适的发酵剂种类和组成。添加原料乳量1%~2%的工作发酵剂,边搅拌边加入,并在30℃~32℃条件下充分搅拌3~5分钟。为了促进凝固和正常成熟,加入发酵剂后应进行短时间发酵,以保证充足的乳酸菌数量,此过程称为预酸化。经20~30分钟的预酸化后,取样测定酸度。

（3）调整酸度

添加发酵剂后经20~30分钟发酵,酸度为0.18%~0.22%,但该乳酸发酵酸度很难控制。为使干酪成品质量一致,可用1mol/L的盐酸调整酸度,一般调整酸度到0.21%左右。具体的酸度值应根据干酪的品种而定。

4.加入添加剂

为了改善乳凝固性能,提高干酪质量,需要向乳中加入某些添加剂,主要有以下几种类型:

（1）氯化钙

一定浓度的钙离子可以促进凝乳酶的作用,促进酪蛋白凝块的形成。因此,在凝乳酶使酪蛋白凝结的过程中,钙离子起了非常重要的作用,而且对于随后的凝块加工影响较大。因此,在干酪生产中常加入氯化钙。生产中将氯化钙配成饱和溶液,其中大约含有40%的氯化钙,相对密度为1.5(1毫升饱和溶液中含0.6克左右的氯化钙)。氯化钙的允许使用量不超过20克/100千克牛乳。

（2）色素

乳脂肪中的胡萝卜素使干酪呈黄色,但胡萝卜素含量随季节而变化,夏季乳脂中胡萝卜素含量高,冬季则低。因此,在冬季的生产中应向干酪中添加一定量的色素。

（3）硝酸盐

加入硝酸盐的目的在于抑制产气菌的生长,防止干酪发生鼓胀现象。产气菌包括大肠菌、丁酸梭状芽孢杆菌等。通常使用硝酸钾加入量为20克/100千克牛乳。为防止污染,一般先配成溶液经煮沸后再加入牛乳中。硝酸盐如果过量使用不仅会抑制发酵剂中细菌的生长,影响干酪的成熟,甚至使成熟过程终止;硝酸盐还会使干酪脱色,引起红色条纹和不良的滋味。

对于某些类型的干酪,如切达干酪不需要或只需加入极少量的硝酸钾。这主要是因为切达干酪的酸度极高,足够抑制有害菌的生长。

5.添加凝乳酶

在干酪的生产中,添加凝乳酶形成凝乳是一个重要的工艺环节。当牛乳达到一定的成熟度时加入凝乳酶。凝乳酶的用量根据凝乳酶的活力按照原料乳的量计算,使用前用1%的食盐水将凝乳酶配成2%的溶液,并在28℃~32℃下保温30分钟左右,然后将凝乳酶溶液加入到原料乳中,均匀搅拌2~3分钟后,使原料乳静置凝固。

6.凝乳及凝块切割

（1）凝乳过程

凝乳酶凝乳过程与酸凝乳不同,即先将酪蛋白酸钙变成副酪蛋白酸钙后,再与钙离子作用而使乳凝固,乳酸发酵及加入氯化钙有利于

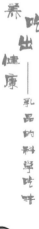
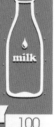

凝块的形成。

（2）凝块的切割

当乳凝固后，凝块达到适当硬度时开始切割。切割的目的在于使大凝块转化为小凝块，从而缩短乳清从凝块中流出的时间；同时增大凝块的表面积，改善凝块的收缩脱水特性。

生产中切割时间的确定方法为：用刀在凝乳表面切深为 2 厘米、长 5 厘米的切口，用食指斜向从切口的一端插入凝块中约 3 厘米，当手指向上挑起时，如果切面整齐平滑，指上无小片凝块残留且渗出乳清透明时，即可开始切割。切割时应注意动作要轻、稳，防止将凝块切得过碎和不均匀，影响干酪的质量。

7.凝块的搅拌及加温

（1）前期搅拌

凝块切割后，用干酪耙或干酪搅拌器轻轻搅拌。此时凝块较脆弱，因此搅拌时需温和，尽量防止将凝块碰碎。生产中，混揉、浸渍和搅拌干酪前应静置数分钟，使凝乳粒变硬。

搅拌中凝乳粒在乳清中保持悬浮状态，内部的乳清排出，表面形成光滑薄膜可防止蛋白质、脂肪的损失。前期搅拌持续到第一次乳清排出时间为 15~25 分钟。这时颗粒较硬且不易堆积。

（2）乳清排出

通常情况下，乳清排出时不停止搅拌，这样可避免颗粒粘连在一起。乳清排出量一般为牛乳体积的 30%~50%。排出乳清的目的是为热烫时加水提供空间并降低热烫时的能源消耗，同时有助于进一步采用强度较大的搅拌。

（3）中期搅拌

从第一次排出乳清后到热烫前的搅拌称为中期搅拌，时间为 5~

20分钟。在凝乳、前期搅拌和中期搅拌期间使温度和时间恒定将有助于使每批产品的凝乳程度及酸度保持恒定，促使产品质量稳定。中期搅拌时间的改变不会影响干酪中的水分含量，因此可通过控制中期搅拌时间来调节搅拌过程中酸度的形成，而不会影响干酪中的水分含量。

（4）热烫

在搅拌过程中同时进行热烫，可以促进凝乳颗粒收缩脱水，排出游离乳清，增加凝块的紧实度。其次，较高的温度可以降低乳酸菌数量和活力，防止干酪的过度酸化。热烫还可以杀死操作过程中污染的腐败性和致病性微生物，利于产品的稳定。

热烫的形式主要采用：加入热水；将热水、蒸汽加入干酪槽的夹层中；或将二者结合起来等方法。

热烫过程应按照一定的速度进行加温，加热要慢，以免损伤凝块。升温的速度应严格控制，初始时每3～5分钟升高1℃，当温度升至35℃时，则每隔3分钟升高1℃。当温度达到38℃～42℃（应根据干酪的品种具体确定终止温度）时，停止加热并维持此时的温度。升温的速度不宜过快，否则干酪凝块收缩过快，表面形成硬膜，影响乳清的渗出，使成品水分含量过高。在整个升温过程中应不停地搅拌，以促进凝块的收缩和乳清的渗出，防止凝块沉淀和相互粘连。

（5）后期搅拌

热烫结束后须对凝乳颗粒进行冷却处理。影响冷却的因素有室温、空气流通状况、搅拌强度以及与体积数有关的乳清表面积等。确定后期搅拌时间可根据：

①乳清酸度达到0.17%～0.18%时即可停止搅拌。

②凝乳粒的体积收缩到切割时的一半时。

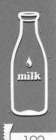

③用手捏干酪粒感觉有适度弹性,或用手握一把干酪粒,用力压出水分后放开,如果干酪粒富有弹性,搓开仍能重新分散时即可排出乳清。

总之,升温和搅拌是干酪制作工艺中的重要过程,它关系到生产的成败和成品质量的好坏,因此,必须按工艺要求严格控制和操作。

8.排出乳清

凝乳粒和乳清达到标准要求时,可将乳清通过干酪槽底部的金属网排出。此时应将干酪粒堆积在干酪槽的两侧,促进乳清的进一步排出。乳清的排出可分几次进行,为了保证干酪生产中均匀地处理凝块,要求每次排出同样体积的乳清,一般为牛乳体积的 35% ~ 50%,排放乳清可在不停搅拌下进行。

9.成型压榨

当凝乳颗粒排出适量乳清,并且酸度合适时,需把凝乳颗粒聚集成块状,然后装入干酪模器具中使之形成一定的形状,对其进行进一步的压榨。

(1)堆积

乳清排出后,将干酪粒堆积在干酪槽的一端或专用的堆积槽中,上面用带孔木板或不锈钢板压 5 ~ 10 分钟,使其成块,并继续排出乳清,此过程称为堆积。在此过程中应注意避免空气进入干酪凝块当中,以便使凝乳粒融合在一起,形成质地致密的块状。

(2)成型

将堆积后的干酪块切成方砖形或小立方体,装入成型器中进行定型压榨。切割的凝块大小应略小于成型器,以免入模时挤压干酪凝块,使凝块松散,空气混入其中,最后不能形成组织致密的干酪产品。

干酪成型器可由不锈钢、塑料或木材制成,依干酪的品种不同,其形状和大小也不同。成型器具周围设有小孔,由此排出乳清。使用干酪成型器的目的在于赋予干酪一定的形状,使其中的干酪在一定的压力下排出乳清。

(3)压榨

在成型器内装满干酪凝块后,放入压榨机上进行压榨定型。压榨的压力与时间依干酪的品种而有所不同,但目的都是为了更好地排出乳清,促进凝乳颗粒完全融合。首先进行预压榨,一般压力为0.2~0.3MPa,时间为20~30分钟。预压榨后取下进行调整,视其情况,可以再进行一次预压榨或直接正式压榨。将干酪反转后装入成型器内以0.4~0.5MPa的压力在15℃~20℃(有的品种要求在30℃左右)条件下再压榨12~24小时。

压榨结束后,需将干酪从成型器中取出,并切除多余的边角。切除边角应使用锋利小刀以减少对干酪的破坏。压榨结束后,从成型器中取出的干酪称为生干酪。

10.加盐

加盐的目的:

抑制腐败及病原微生物的生长;调节干酪当中包括乳酸菌在内的有益微生物的生长和代谢;促进干酪成熟过程中的物理和化学变化;直接影响干酪产品的风味和质地。

通常干酪的盐分含量一般在0.5%~3%(质量分数)。但是由于种类的不同,干酪中的水分含量也存在很大差异,这就使得盐分在干酪的液相中所占的比例存在很大的差异。

加盐方法有:

(1)将盐撒在干酪粒中,并在干酪槽中混合均匀。

(2)将食盐涂布在压榨成形后的干酪表面。

（3）将压榨成形后的干酪取下包布，置于盐水池中腌渍，盐水的浓度，第一天到第二天保持在 17% ~ 18%，以后保持在 22% ~ 23% 之间。为防止干酪内部产生气体，盐水温度应保持在 8℃ 左右，腌渍时间一般为 4 天。

11.干酪的成熟

（1）成熟的条件

干酪的成熟是指在一定条件下，干酪中包含的脂肪、蛋白质及碳水化合物等在微生物和酶的作用下分解并发生其他生化反应，形成干酪特有风味、质地和组织状态的过程。这一过程通常在干酪成熟室中进行。不同种类的干酪成熟温度也不同，一般为 5℃ ~ 15℃，室内空气相对湿度为 65% ~ 90%。表 5-4 为不同干酪的成熟时间。

表 5-4　不同干酪品种的成熟时间及温度

干酪种类	成熟时间/月
切达干酪	6 ~ 12
瑞士干酪	6 ~ 12
蓝纹干酪	3 ~ 4
帕尔马干酪	24 ~ 28
波罗夫洛干酪	10 ~ 12
荷兰高达干酪	1 ~ 2
蜡思干酪	3 ~ 4

（2）成熟过程中的变化

在成熟过程中，干酪的质地逐渐变得软而有弹性，粗糙的纹理逐渐消失，风味越来越浓郁，气孔慢慢形成。这些外观变化从本质上说归于干酪内部主要成分的变化。

①蛋白质的变化

干酪中的蛋白质在乳酸菌、凝乳酶以及乳中自身蛋白酶的作用下发生降解,生成多肽、肽、氨基酸、胺类化合物以及其他产物。由于蛋白质的降解,一方面干酪的蛋白质网络结构变得松散,使得产品质地柔软;另一方面,随着因肽键断裂产生的游离氨基和羧基的增加,蛋白质的亲水能力大大增强,干酪中的游离水转变为结合水,使干酪内部因凝块堆积形成的粗糙纹理结构消失,质地变得细腻并有弹性,外表也显得比较干爽,另外蛋白质也易于被人体消化吸收。此外蛋白质分解产物还是构成干酪风味的重要成分。

②乳糖的变化

乳糖在生干酪中含量为 1%~2%,而且大部分在 48 小时内被分解,且成熟 2 周后消失变成乳酸。乳酸抑制了有害菌的繁殖,利于干酪成熟,并从酪蛋白中将钙分离形成乳酸钙。乳酸同时与酪蛋白中的氨基反应形成酪蛋白的乳酸盐。由于这些乳酸盐的膨胀,使干酪粒进一步黏合在一起形成结实并具有弹性的干酪团。

③水分的变化

干酪在成熟过程中因水分蒸发而重量减轻,到成熟期由于干酪表面已经脱水硬化形成硬皮膜,而水分蒸发速度逐渐减慢,水分蒸发过多容易使干酪形成裂缝。

水分的变化由下列条件所决定:成熟的温度和湿度,成熟的时间,包装的形式如有无石蜡或塑料膜等,干酪的大小与形状,干酪的含水量。

④滋气味的形成

干酪在成熟过程中能形成特有的滋气味,这主要与下列因素有关:蛋白质分解产生游离态氨基酸。据测定,成熟的干酪中含有 19 种

氨基酸,给干酪带来新鲜味道和芳香味。脂肪分解产生游离脂肪酸,其中低级脂肪酸是构成干酪风味的主体。乳酸菌发酵剂在发酵过程中使柠檬酸分解,形成具有芳香风味的丁二酮。加盐可使干酪具有良好的风味。

⑤气体的产生

由于微生物的生长繁殖,将在干酪内产生种种气体。即使同一种干酪,各种气体的含量也不一样,其中以二氧化碳和氢气最多,硫化氢也存在,从而形成干酪内部圆形或椭圆形且分布均匀的气孔。

(3)影响干酪成熟的因素

①成熟时间。成熟时间长则水溶性含氮物量增加,成熟度高。

②温度。若其他成熟条件相同,则温度越高成熟程度越高。

③水分含量。水分含量越多越容易成熟。

④干酪大小。干酪越大成熟越容易。

⑤含盐量。含盐量越多成熟越慢。

⑥凝乳酶添加量。凝乳酶添加量越多干酪成熟越快。

⑦杀菌。原料乳不经杀菌则容易成熟。

12.包装

成熟后的干酪,为了延缓水分的蒸发、防止霉菌生长和增加美观,需将成熟后的干酪进行包装。对于包装的选择,应考虑的因素有:干酪种类,对机械损伤的抵抗,干酪表面是否具有特定的菌群,是大包装还是零售,对水蒸气、氧气、二氧化碳、氨气及光线的通透性,是否容易贴标,是否会有气味从包装材料迁移到产品中,干酪贮存,运输及销售系统等。现将两种包装方法介绍如下。

①以前半硬质干酪一般用石蜡包装,现在大多涂以橡胶乳液。涂蜡时,干酪表面必须洁净干燥,否则干酪皮与石蜡间的微生物会导致

干酪变质,特别是产气菌和产异味菌的生长。对于水分较低的干酪,制成后就可涂蜡,但对于水分较高的干酪,只有形成干酪皮后方可进行。

②一些干酪用收缩膜进行包装,如莎纶是包装后再进行成熟。

13.贮藏

成品要求于5℃的低温和88%~90%的相对湿度条件下贮藏。

(三)干酪的缺陷及其控制办法

1.外观缺陷及防止方法

(1)干酪形状缺陷及防止

①变形,由压榨不均匀或发酵储存时翻转干酪次数不够引起。

②松散塌陷,主要由于干酪中水分含量过高和酸化太弱引起,也可能由于发酵储存时温度和湿度过高而引起。通过控制干酪中水分含量、酸化程度和发酵储存时的温度和湿度加以防止。

(2)外皮缺陷及防止方法

①外皮脆弱。外皮脆弱指外皮过薄,产生的原因是干燥程度不够,或涂层形成过强使涂层中的微生物分解外皮。其防止方法是增强干酪干燥程度,减弱涂层形成。

②外皮过厚。是由过强的干燥引起,可通过适当减弱干燥强度加以防止。

③外皮开裂。干酪外皮太弱而使外皮开裂,机械损伤和压榨强度过低都可导致开裂。对于混揉干酪过度揉搓和过高巴氏杀菌温度也易引起外皮开裂。避免机械损伤,增加压榨强度是其防止方法。

④外皮液化。外皮可被细菌或酵母或霉菌分解、液化。引起液化的微生物一般在中性或微酸性条件下发育。

⑤外皮变色。可分为金属性黑变和微生物性变色。金属性黑变,

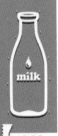

由铁、铅等金属离子产生黑色的硫化物,依据干酪质地的状态不同而呈现绿、灰、褐等颜色,操作时除考虑设备、模具本身外还要注意外部污染。微生物性变色,由可产生色素的微生物形成色素(褐、黄、黑等)。

2.干酪内部缺陷及其防止方法

(1)颜色缺陷及其防止方法

①硝酸盐颜色。干酪总体具有微红色,这可能因为添加过量的硝酸盐于原料乳中,应控制硝酸盐的用量加以防止。

②红色边缘。干酪的表层呈红色或褐色,这是由于盐水温度过低,盐水中亚硝酸盐含量过多所致。可通过调整盐水温度,控制盐水中亚硝酸盐的含量加以防止。

③褐色边缘。可能因涂层形成过强引起,涂层中的色素进入干酪,使干酪边缘呈褐色,应控制涂层的形成。

④酸性边缘。指在干酪外皮下呈现白色的区域,在干酪入模和压榨时过度冷却,表层温度降低比内部快得多,所以表层停止乳清排出的时间较早(酪蛋白的持水性随温度降低而增加),因此过度冷却增加了干酪表层的酸化作用。此种干酪的硬度特点是脆裂易碎,表层反射光线使其呈现白色区域。

(2)质地缺陷及其防止方法

①干酪中存在裂缝。由酸化作用或盐渍作用过强引起,因此应适当减弱酸化或盐渍作用。

②组织紧密,孔眼极少或无孔眼。这是由于发酵剂中产气菌太少,或加入过多的硝酸盐于原料乳中或在发酵储存期间温度过低。

③膨胀。这是气体产生过多的结果,主要是由于大肠菌发酵、丁酸菌发酵或非常强烈的丙酸菌发酵引起的。丁酸菌的存在与原料乳

的质量有关。而大肠菌的存在是因为杀菌强度不够或再次污染所致，但大肠菌产气受硝酸盐抑制，其生长也受快速酸化抑制。添加硝酸盐或溶菌酶，加强酸化和盐渍作用，储存温度较低都可抑制丙酸菌和丁酸菌的生长。后期膨胀也可能由于特定的杆状乳酸菌引起。

④多气孔凝块。指凝块中存在不规则孔眼的并带有易破的薄膜，这可能由于在搅拌或大肠菌发酵过程中形成团块所引起。发酵剂中含有过多乳酸链球菌丁二酮亚种也会引起不规则孔眼的过早形成。

⑤外皮发酵。这是因为盐分过早渗入还未完全分散的凝乳粒中，可在盐渍前通过冷却和干燥加以防止。也可能由于在装模前冷却干酪所引起。

⑥外皮裂缝。这是在包裹蜡衣过紧的条件下第二次发酵引起的。

3.硬度缺陷

①弹性。因为酸化作用弱，在酪蛋白网状结构中酪蛋白分子间钙键过多，导致干酪呈现弹性。

②脆性。这是由于过强的酸化和盐渍作用，在酪蛋白网状结构中酪蛋白分子间钙键过少所引起。

③硬、干。因为干酪水分含量过低，这可能与干酪中脂肪碘值低有关，导致干酪出现干硬现象。

④软。由于干酪中水分含量高，可能与干酪脂肪碘值高有关，致使干酪变软。

⑤松弛。软质干酪在生产过程中酸化太弱会引起干酪松弛。

⑥面糊状。可能因为软质干酪酸化异常或太强致使干酪呈现面糊状。

⑦外皮软。由于外皮下干酪外层中水分含量过高所致。

⑧海绵状。干酪生产中产生或混入较多的气体所致。

⑨切片干化。水分含量多、蛋白质分解程度低、脂肪含量低的干酪在切片后干化速度快于水分含量低、蛋白质分解程度高、脂肪含量高的干酪。pH是5.20左右的干酪,其切片后干化较慢。

4.滋气味的缺陷

①酸味。由于酸化过强所致。

②乳清味、酵母味。通常水分含量过多,酸化过慢、过弱,大肠菌或酵母生长旺盛的干酪会出现这种情况。

③苦味。由过多凝乳酶引起水解蛋白质产生苦肽引起。

④麦味。受发酵剂中乳酸乳球菌分解麦芽糖的变种污染所致。

⑤平淡。由于成熟过弱,盐分含量过低所致。

⑥饲料味。由于使用了带有异味的原料乳生产干酪所致。

六、切达干酪加工技术

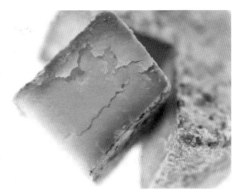

切达干酪属硬质干酪,是世界上生产的最广泛的干酪品种。

1.原料乳的预处理

将原料乳进行标准化使含脂率达到2.7%~3.5%,杀菌采用75℃、15秒的方法,冷却至30℃~32℃,注入事先杀菌处理过的干酪槽内。

2.发酵剂和凝乳酶的添加

发酵剂一般由乳脂链球菌和乳酸链球菌组成。当乳温在30℃~32℃时添加原料乳量1%~2%的发酵剂(酸度为0.75%~0.80%)。搅拌均匀后加入原料乳量0.01%~0.02%的$CaCl_2$,要徐徐均匀添加。由于成熟中酸度高,可抑制产气菌,故不添加硝酸盐。静置发酵30~40

```
原乳 ----> 初次杀菌
              冷却贮存
  |
  v
巴氏杀菌 - - - - - - - - - - ->  选择
  |                            离心除菌或微
  v                            滤以避免使用
分离标准化 ----> 剩余稀奶油      硝石或类似的
  |                            添加剂
  v
凝块标准化 <---- 发酵剂，        - - - -
  |             CaCl2，凝乳酶
  |
  v
预压制
  |
  v
压模          堆酿
  |            |
  v            v
最后压榨       磨碎
  |            |        <---- 加盐
  v            v
盐渍          箍模
  |            |
  |            v
  |           最后压榨         ■■■■ = 可供选择
  |            |
  v            v
     成熟
      |
      v
     分送
```

分钟后,酸度达到 0.18%~0.20% 时,再添加约 0.002%~0.004% 的凝乳酶,搅拌 4~5 分钟后,静置凝乳。

3.切割、加温搅拌及排出乳清

凝乳酶添加后 20~40 分钟,凝乳充分形成后,进行切割。一般大小为 0.5~0.8 厘米,切后乳清酸度一般应为 0.11%~0.13%。在温度 31℃ 下搅拌 25~30 分钟,促进乳酸菌发酵产酸和凝块收缩渗出乳清。然后排出 1/3 量的乳清,开始以每分钟升高 1℃ 的速度加温搅拌。当温度最后升至 38℃~39℃ 后停止加温,继续搅拌 60~80 分钟。当乳清酸度达到 0.20% 左右时,排出全部乳清。

4.凝块的翻转堆积

排出乳清后,将干酪粒经 10~15 分钟堆积,以排出多余的乳清,凝结成块,厚度为 10~15 厘米,此时乳清酸度为 0.20%~0.22%。将呈饼状的凝块切成 15 厘米乘 25 厘米大小的块,进行翻转堆积,视酸度和凝块的状态,在干酪槽的夹层加温,一般为 38℃~40℃。每 10~15 分钟将切块翻转叠加一次,一般每次按 2 枚、4 枚的次序翻转叠加堆积。在此期间应经常测定排出乳清的酸度。当酸度达到 0.5%~0.6%(高酸度法为 0.75%~0.85%)时即可。全过程需要 2 小时左右。该过程比较复杂,现已多采用机械化操作。

5.破碎与加盐

堆积结束后,将饼状干酪块用破碎机处理成 1.5~2.0 厘米的碎块的过程称为破碎。破碎的目的在于加盐均匀,定型操作方便,除去堆积过程中产生的不快气味。然后采取干盐撒布法加盐。按凝块量的 2%~3% 加入食用精盐粉。一般分 2~3 次加入,并不断搅拌,以促进乳清排出和凝块的收缩,调整酸的生成。生干酪含水 40%、食盐 1.5%~1.7%。

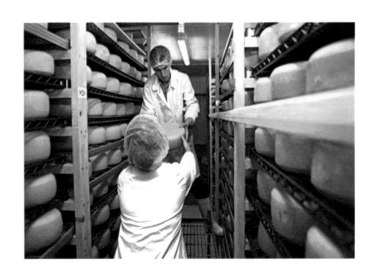

6.成型压榨

将凝块装入专用的定型器中在一定温度下（27℃～29℃）进行压榨。开始预压榨时压力要小，并逐渐加大。用规定压力 0.35～0.40MPa压榨 20～30 分钟，整形后再压榨 10～12 小时，最后正式压榨 1～2天。

7.成熟

成型后的生干酪放在温度 10℃～15℃，相对湿度 85% 条件下发酵成熟。开始时，每天擦拭翻转一次，约经 1 周后，进行涂布挂蜡或塑袋真空热缩包装。整个成熟期 6 个月以上。

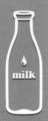

第六节　奶粉

一、概念

奶粉是将牛奶除去水分后制成的粉末,它适宜保存。奶粉是以新鲜牛奶或羊奶为原料,用冷冻或加热的方法,除去乳中几乎全部的水分,干燥后添加适量的维生素、矿物质等加工而成的冲调食品。

二、特性

奶粉容易冲调,方便携带,营养丰富。速溶奶粉比普通奶粉颗粒大而疏松,湿润性好,分散度高。冲调时,即使用温水也能迅速溶解。

根据意大利马可·波罗在游记中的记述,中国元朝的蒙古骑兵曾携带过一种奶粉食品,是蒙古大将慧元对牛羊奶进行了巧妙地干燥处理,做成了便于携带的粉末状奶粉,作为军需物资。食用时放入随身携带的皮囊中,加入水挂在马背上通过马奔跑时产生的震动,使其溶解成粥状从而食用。在作战时在马背上能迅速补充体力,所以蒙古骑兵才那样强悍,使敌人闻风丧胆。在长途行军和沙漠作战缺少粮草时,依靠这种方法能生存达几个月之久。

三、奶粉的分类

如今乳业经过几十年的发展,社会上奶粉种类和品牌是越来越多了,市场也越分越细,奶粉的品种越来越符合更多人的需求,但种类繁多也让我们的选择出现困难,到底什么奶粉适合自己的需要呢?下面让我们一起去了解一下常见奶粉的六大分类。

1.全脂奶粉。它基本保持了牛奶的营养成分,适用于全体消费者。但最适合于中青年消费者。

2.脱脂奶粉。牛奶脱脂后加工而成,口味较淡,适于中老年、肥胖和不适于摄入脂肪的消费者。

3.速溶奶粉。和全脂奶粉相似,具有分散性、溶解性好的特点,一般为加糖速溶大颗粒奶粉或喷涂卵磷脂奶粉。

4.加糖奶粉。由牛乳添加一定量蔗糖加工而成,适于全体消费者,多具有速溶特点。

5.婴幼儿奶粉。一般分阶段配制,分别适于0~6个月、6~12个月和1~3岁的婴幼儿食用,它根据不同阶段婴幼儿的生理特点和营养要求,对蛋白质、脂肪、碳水化合物、维生素和矿物质等五大营养素进行了全面强化和调整。

6.特殊配制奶粉。适用于有特殊生理需求的消费者,这类配制奶粉都是根据不同消费者的生理特点,去除了乳中的某些营养物质或强化了某些营养物质(也可能二者兼而有之),故具有某些特定的生理功能。

四、婴儿配方奶粉的分类

配方奶粉又称母乳化奶粉,它是为了满足婴儿的营养需要,在普通奶粉的基础上加以调配的奶制品。它除去牛奶中不符合婴儿吸收利用的成分,甚至可以改进母乳中铁的含量过低等一些不足,是婴儿健康成长所必需的,因此,给婴儿添加配方奶粉成为世界各地普遍采用的做法。但是任何配方奶也无法与母乳相媲美。市场上常见的配方奶粉主要有以下几种。

1.以牛乳为基础的婴儿配方奶粉:是适用于一般婴儿的配方奶粉。

2.特殊配方的婴儿配方奶粉:一些特殊生理状况的婴儿,需要食用经过特别加工处理的婴儿配方食品。此类婴儿配方食品需经医师、营养师指示后,才可食用,依其成分特性又可进一步分为:

(1)不含乳糖的婴儿配方奶粉:适用于对乳糖无法耐受的婴儿。依原料来源可分为以牛乳为基础之无乳糖婴儿配方奶,以及以黄豆为基础之无乳糖婴儿配方奶粉。

(2)部分水解奶粉:适用于较轻度的腹泻或过敏的婴儿。

(3)完全水解奶粉:适用于严重的腹泻、过敏或短肠症候群之婴儿。

3.早产儿配方奶:主要成分(如乳糖改为葡萄糖聚合物,以及中链脂肪酸油取代部分长链脂肪酸油)已经修正为适合早产儿使用。早产儿奶粉要加脂肪酸,奶粉酷似母乳才是最好的。

(一)普通婴儿配方奶粉

以牛乳为基础之婴儿配方奶粉,适用于一般的婴儿。市售婴儿配方奶粉成分大多可符合宝宝需要,但仍有些成分比例不相同。并且按月龄分为不同阶段。给宝宝食用时可按月龄来选择。当发现所食用的婴儿配方奶粉与宝宝的体质不合时,应立即停止原配方,改用其他品牌配方。

(二)早产儿配方奶粉

早产儿因未足月出生,消化系统发育更差,此时仍以母乳最合适,或使用专为早产儿设计的早产儿配方奶粉,待早产儿的体重发育至正常才可更换成婴儿配方奶粉,主要成分(如乳糖改为葡萄糖聚合物,以及中链脂肪酸油取代部分长链脂肪酸油)已经修正为适合早产儿使用。

(三)不含乳糖婴儿配方奶粉

有的人只要一喝牛奶,就会出现气多、肠鸣、腹胀及腹泻等症状。人们通常认为这是对牛奶过敏。其实,这在医学上称为乳糖不耐受。乳糖是牛奶中的一种糖,有些人先天性体内无法产生足够的用于分解乳糖的酶。那么,牛奶中的乳糖就不能被消化分解,从而导致典型的消化系统症状。研究表明,当孩子发生腹泻时,小肠上皮细胞破损,也会导致暂时性乳糖酶缺乏,当孩子腹泻期间喝奶粉时,孩子的腹泻就会恢复的不理想。

不含乳糖的婴儿配方奶粉是针对天生缺乏乳糖酶的宝宝及慢性腹泻导致肠黏膜表层乳糖酶流失的宝宝而设计。宝宝在拉肚子时可停用原配方奶粉,直接换成此种配方,待腹泻改善后,若欲换回原奶粉时,仍需以渐进式进行换奶。

(四)水解蛋白配方奶粉

水解蛋白配方奶粉是针对"牛奶蛋白过敏"的宝宝所研发的牛奶类制品。水解蛋白配方奶粉是将配方奶中大分子蛋白质水解成小分子蛋白质(适度水解)或氨基酸(完全水解),以降低牛奶蛋白的致敏性。

宝宝对牛奶蛋白会产生过敏反应,是因为宝宝的身体将牛奶蛋白视为外来物质(也就是所谓的过敏原)。依据过敏的情况又可分为两大类:第一类是急性的免疫球蛋白 E 过敏反应;第二类则属于慢性的细胞性免疫反应。前者会在 5 天至 1 周内出现"异常哭闹、排出血丝便、不吃,严重者甚至出现吐血、休克"等症状。而后者则会在 1~2 个月内慢慢浮现"血丝便、腹泻、严重湿疹"等。当出现这些症状后,应及时就医。

水解蛋白配方奶有"完全水解"与"适度水解"的分别。如果宝宝

确诊为对牛奶蛋白过敏,医师会建议使用完全水解而不是适度水解蛋白配方奶粉。当宝宝饮用完全水解蛋白配方奶粉满 6 个月之后,如果没有出现上述过敏反应时,家长就可以让宝宝饮用一般的配方奶粉。如果仍担心会引起过敏反应,则可以选择适度水解蛋白配方奶粉。至于适度水解蛋白配方奶粉的产品,因为其蛋白质水解的程度及比例各家品牌不尽相同,应先请教专业医师意见,并以知名品牌为优先选用。

有些家长担忧蛋白质水解后会破坏营养成分,影响孩子发育成长。其实,配方奶粉中的营养成分并不会因为水解之后而改变,或变得没有营养,但是味道会比较苦。此外,饮用水解蛋白配方奶粉的宝宝排便次数较多或粪便颜色发绿,这些都是正常现象,并不会影响宝宝的发育成长。反之,如果未能及时处理宝宝的过敏,持续排出血丝便造成宝宝缺铁性贫血,或持续腹泻造成营养吸收差,反而可能影响宝宝的体智能发育。

五、奶粉的营养

奶粉不仅只是新鲜牛奶经过干燥后的固体,在加工的过程还根据需要添加或减少了不同的营养成分。

普通奶粉加维生素 A 和 D。全脂奶粉普遍增加了维生素 A 和 D。低脂和脱脂的则减少了脂肪。普通百姓买全脂奶粉或甜奶粉更适合,营养全面,口感好,价格也适宜。

婴幼儿奶粉会减少蛋白质和矿物质的含量。与母乳相比,牛奶中含过高的蛋白质、矿物质,宝宝不仅不能消化吸收,而且还会对他们的身体带来过重负担。婴儿奶粉减去牛奶中过多的成分,补充婴儿需要但牛奶中含量少的成分,如亚油酸、亚麻酸、维生素 C、铁、碘等。

中老年奶粉会减脂加钙。中老年人消化系统功能退化,能量需要减少,还面临慢性疾病的风险。中老年奶粉减少了牛奶中的脂肪,有的还特别添加了欧米伽脂肪,既保持好的口感,也有利于预防高胆固醇血症。中老年奶粉还添加了钙和帮助钙吸收的维生素 D,有的还加入了铁和维生素 C。

孕产妇奶粉补铁加叶酸。叶酸能保证胎儿神经系统健康发育。孕产妇奶粉都添加了叶酸。牛奶含铁少,孕产妇奶粉中添加了人体易吸收的铁,而且还补充了帮助铁吸收的维生素 C 等。

六、常见奶粉中添加物的功能特性

1.蛋白质:供给机体营养。

2.脂肪:供给机体营养及能量,提供牛奶浓香。

3.糖类:牛奶中含有乳糖,乳糖对于幼儿发育非常重要,它能促进人体肠道内有益菌的成长,抑制肠内异常发酵,有利肠道健康。

4.矿物质:矿物质又称无机盐,是人体构成不可缺少的物质,包含钙、铁、磷、锌、铜、锰、钼等,这些物质俗称二价矿物质。二价矿物质是人体不可缺少的营养物质,而且这种营养元素并不能够直接在人体当中生成,只能通过食物和水来获取,并且二价矿物质当中钙、锌等微量元素,是婴幼儿成长中较为关键的营养物质。科学表明,酪蛋白酸肽(CPP)能够有效促进二价矿物质中钙、铁、锌的吸收。

5.维生素:牛奶中含有已知的所有维生素,其作用:

维生素 A 促进正常生长与繁殖,维持上皮组织与视力;

维生素 B 参与体内糖及能量代谢;

维生素 C 抗坏血病;

维生素 D 能调节各代谢骨骼组织中的造骨细胞的钙化能力;

维生素 E 抗氧化衰老。

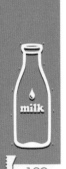

6.DHA/AA：奶粉中 DHA 具体成分是二十二碳六烯酸，又称脑黄金；AA 具体成分是指花生四烯酸。DHA、AA 属多元不饱和脂肪酸，对婴儿脑部及视力的发育有重要作用。

7.亚油酸、亚麻酸：喝母乳的宝宝聪明活泼，是因为宝宝合成了足够的 DHA/AA。如果宝宝的奶粉中含有充足的亚油酸和亚麻酸，就可以在体内根据宝宝的需要，自然合成 DHA 和 AA，让宝宝脑部发育更好。

8.乳铁蛋白：乳铁蛋白是母乳中的核心免疫蛋白，是乳汁中一种重要的非血红素铁结合糖蛋白。在婴幼儿配方奶粉中添加乳铁蛋白，既可满足婴儿生长发育的需要，同时提高婴儿的免疫力，对婴儿的健康起到保护作用。"吃母乳的宝宝少生病"正是这个道理。乳铁蛋白已经在一些发达国家(如新西兰、荷兰)实现工业化生产，尤其在婴幼儿配方产品、保健食品和发酵乳制品等领域的应用。

9.大豆卵磷脂：大豆卵磷脂是一种生命基础物质，它不仅是构成人体生物膜的重要组成部分，而且是胆碱和脂肪酸的一个来源，它对维持生物膜的生理活性和机体的正常代谢起关键作用。大豆卵磷脂是细胞膜的组成部分，增强细胞信息传递能力，提高大脑活力，提升细胞膜自我修复能力，保护肝脏，抵御外部侵害能力。卵磷脂是一种功能全面的营养品，经常补充，对于预防和改善心脑血管疾病、健脑益智、防止脂肪肝和肝硬化、美化肌肤等有非常重要的作用。

大豆卵磷脂在奶粉中是淡黄色的微小颗粒，冲泡过程中会以淡黄色的油脂状出现，这是正常现象。

10.核苷酸：它是一切生物体的基本成分，对生物的生长、发育、繁殖和遗传都起着主宰作用。可维持宝宝胃肠道正常功能，减少腹泻和便秘，提高免疫力，少生病。

七、婴儿奶粉的正确选择

食物过敏是由于对食物蛋白不恰当的免疫应答而引起的不良反应,牛奶蛋白过敏是婴儿出生后第一年内最常见的食物过敏。对牛奶蛋白过敏的治疗即是将所有含有牛奶蛋白成分的食物从饮食中去除。

乳蛋白深度水解配方食品是通过一定工艺将大分子的乳蛋白水解成短肽及游离氨基酸,氨基酸配方食品则由单体氨基酸代替蛋白质,因此适用于对食物蛋白过敏的婴儿。

婴儿食物蛋白过敏时通常伴有腹泻等症状,因此乳蛋白深度水解配方食品或氨基酸配方食品除了不应含有食物蛋白,以减少对婴儿胃肠道刺激外,还应根据婴儿代谢状况调整部分维生素、矿物质等营养素。

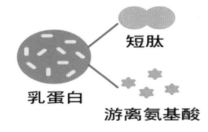

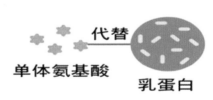

母乳与配方奶粉相比,母乳喂养的婴幼儿能更有效地利用母乳中的营养物质,也不易患各种感染性疾病,保持正常生长和发育,主要是因为母乳中含有乳铁蛋白、免疫球蛋白和溶菌酶等多

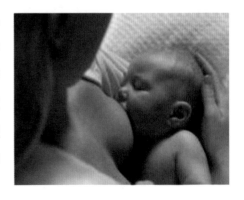

种活性蛋白,能促进营养成分的消化、吸收,并保护机体免受微生物感染。其中乳铁蛋白还通过促进胃肠道,特别是黏膜免疫系统的正常发育,在机体免疫防疫系统方面起着重要作用。奶粉中添加了乳铁蛋白更接近母乳,从而强化这些免疫因子能增加其免疫功能。

新生儿的免疫系统约在 1 岁左右才发育成熟,所以他们的抗感染能力比较大儿童和成人弱,容易发生肠道疾病,使营养摄入受影响,进而影响生长发育水平。乳铁蛋白是母乳中含量丰富的天然成分,约占人乳总蛋白的 20%,其营养价值至少有两方面:一是作为氨基酸的膳食蛋白源;二是有利于铁的生物利用。但不是所有的婴儿配方奶粉都含乳铁蛋白,因此婴儿配方奶粉中强化乳铁蛋白使营养成分接近母乳,对出生婴儿的营养需求和生长发育极其重要,可以促进肠道有益菌生长,帮助婴幼儿抵抗大肠杆菌、降低病毒等微生物引起的腹泻、肠炎等婴儿常见疾病,构筑起人生的第一道防线。口服乳铁蛋白安全可靠,无任何副作用。因此,将乳铁蛋白有效合理地应用于普通婴幼儿配方奶粉中,既可满足婴儿生长发育的需要,同时又对婴儿的健康起到保护作用,对非母乳喂养婴幼儿营养的需要尤为重要。

母乳是宝宝最理想的食物,因为母乳不仅能够给宝宝提供充足的能量和身体生长发育所必需的营养物质,而且母乳中含有大量的免疫活性物质,能增强宝宝抵御疾病的能力和提高宝宝的体质。但由于各种原因不能进行母乳喂养或母乳不足时,妈妈们就需要考虑选择配方奶粉了。

婴儿配方奶粉于 1915 年问世以来,以母乳为标准不断改进,已经取得了一系列里程碑式的进展,如添加了适合宝宝生长所需要的铁和重要的维生素;60∶40 的乳清蛋白和乳酪蛋白比;添加了多种核苷酸和纯植物来源的 DHA 和 AA 等,使奶粉的品质有了很大提高。特别

是富含 α-乳清蛋白的婴儿配方奶粉的诞生,为母乳喂养失败的妈妈们提供了更多的选择。

婴幼儿配方奶粉是专为没有母乳及缺乏母乳喂养的宝宝们而研制的食品,它根据不同时期婴幼儿生长发育所需营养特点而设计,成为无母乳或母乳不足宝宝的较为理想的替代食品。

那么面对琳琅满目的婴儿奶粉妈妈们如何做出选择呢?

首先,要看清楚奶粉包装上的产品说明及标识是否齐全。按国家标准规定,外包装上需标有厂名、厂址或出产地、生产日期、保质期、执行标准、商标、净含量、配料表、营养成分表、食用方法及适用对象等项目,若说明不清或缺少项目妈妈们最好不要购买。

还要注意奶粉生产日期和保质期限,以判断该产品是否在安全食用期内,妈妈们要避免购买过期变质产品。同时还要注意营养成分表中标明的营养成分是否齐全,含量是否合理。

另外,妈妈们最好选择生产规模较大、产品质量和服务质量较好的知名企业的产品。规模较大的生产企业技术力量雄厚,生产设备先进,产品配方设计较为科学、合理,产品质量也有所保证。

接下来,妈妈们还要观察奶粉的冲调性,质量好的奶粉冲调性好,冲后无结块,液体呈乳白色,奶香味浓;质量差的奶粉则不易被冲开,也无奶香味。淀粉含量较高的奶粉冲调后呈糨糊状。

其次,妈妈要根据宝宝的年龄段选择合适的配方奶粉。如 0~6 个月的宝宝可选用第一阶段的婴儿配方奶粉;6~12 个月的宝宝可选用第二阶段的较大婴儿配方奶粉;12~36 个月的宝宝可选用第三阶段的婴幼儿配方奶粉。目前市场上还有针对学龄前儿童的助长奶粉等产品呢。

最后,若宝宝对动物蛋白有过敏反应,那么妈妈应选择全植物蛋

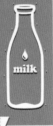

白的婴幼儿配方奶粉。当然,为了宝宝的健康成长,妈妈们的首选还是母乳喂养。

八、奶粉的正确保存

1.真空保鲜,完美防潮

防止食物受潮变质或是发生霉变,最主要的便是杜绝食物与空气的接触。空气和水分是微生物必备的生存条件,开封后的食物进行密封可得到完美的防潮效果,真空保鲜能够将罐中空气抽走,让微生物没有生存条件,达到了新鲜、无霉变的目的。

食用罐装奶粉时,每次取完奶粉后务必紧盖塑料盖,还可以反过来扣着,这样奶粉把盖口封住,能保存很长时间。食用袋装奶粉时,开封后应扎紧口袋常温保存,不宜存放于冰箱中。因为经过多次取放,冰箱内外的温差和湿度差别,很容易造成婴儿奶粉潮解、结块和变质。如果有条件的话,开封后最好存放于洁净的奶粉罐内,奶粉罐使用前用清洁、干燥的棉巾擦拭,勿用水洗。

有些父母买回奶粉后喜欢把奶粉倒进玻璃容器内,但是放置奶粉最好是用有色玻璃,切忌透明瓶子。因为奶粉要避光保存,光线会破坏奶粉中的维生素等营养成分。奶粉的密封防潮设计是奶粉品质的重要环节,不管在选购奶粉时的包装选择,还是在日常使用中,妈妈们都应该要多加留意,切忌让奶粉受潮。

2.放有干燥作用的小物品

许多干脆的食物,如瓜子、花生、饼干等的盒子或是袋子里,都有一个白色方形小袋,妈妈们都知道那是食品干燥剂。食品干燥剂是为了降低包装中食物的湿度,防止食物变质腐败的,一般是无毒无味无接触腐蚀性的,在保存奶粉时也可以使用,但是一定要小心这些东西不要被宝宝拿到，如果妈妈对干燥剂不放心，也可以选择一些更安全的物质代替。

此外，也可以在奶粉袋或罐里放进几块方糖，因为方糖具有吸收湿气的效果。

另外，将蘸有适量白酒的脱脂棉放在奶袋的开口处，然后将袋口扎紧，放到储物箱里能保存 1 个月。因为脱脂棉可以阻隔空气，酒精则能杀灭细菌。

食物开封后，便会接触空气引起变化，最为妥当的防潮办法就是尽快吃完。但是对于奶粉这种长期食用的食物，还是考虑买个密封保鲜器最实际。如果没有找到食物干燥剂，也没买保鲜器，在取用后请务必记得快速盖紧塑料盖，或是扎紧袋口，防止食物与空气的进一步接触引起质变。

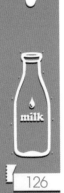

第七节　冰淇淋

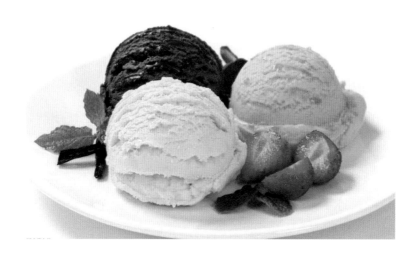

一、概念

冰淇淋是以饮用水、牛乳、奶粉、奶油(或植物油脂)、食糖等为主要原料,加入适量食品添加剂,经混合、灭菌、均质、老化、凝冻、硬化等工艺制成的体积膨胀的冷冻饮品。

二、分类

1.根据软硬进行分类

(1)硬冰淇淋(意式冰激凌):硬冰淇淋的膨胀率在80%～100%,硬化成型是为了便于包装和运输。由意大利人创造,主要是在工厂加工,冷冻到店内销售,因此从外形就能看出比较坚硬,内部冰的颗粒较粗。

（2）软冰淇淋（美式冰激凌）：软冰淇淋在生产过程中没有硬化过程，膨胀率在30%～60%，一般可以用冰淇淋机现制现售。通常，一支软冰淇淋比同等体积的硬冰淇淋要含有更多的（约1.6倍）营养；没有硬化过的软冰淇淋也会更加滑腻、香醇

2.根据主料进行分类

（1）奶油冰淇淋：主要以奶油为原料制作的冰淇淋，口感润滑舒爽，但同时也带有奶油的高热量等危害。

（2）酸奶冰淇淋：以酸奶冰淇淋粉或者浆料为原料，使用酸奶冰淇淋机制作的冰淇淋甜品。富含活性益生菌，有助于提高免疫力。现已在欧美国家非常流行，并已经开始在中国国内受到欢迎。

（3）果蔬冰淇淋：采用鲜奶液和鲜果酱结合而成的软式冰淇淋。

（4）圣代：圣代用牛奶、糖果肉、果汁、果酱、奶油等多种主料混合做成的软式冰淇淋（部分圣代还有蛋黄）。有草莓、樱桃、巧克力、水蜜桃等口味。

3.根据配料进行分类

（1）水果：哈密瓜、草莓、香蕉、芒果、柠檬、橙、苹果、樱桃、蓝莓、猕猴桃、葡萄……

（2）蔬菜植物：香草、香芋、抹茶……

（3）果仁：花生米、核桃仁、杏仁……

（4）其他：巧克力、可可、奶油、酸奶、饼干……

三、冰淇淋的正确选用

1.冰淇淋的原料和工艺有时差别很大，消费者在选购时首先要看包装上是否标注生产厂家。

2.冰淇淋是否完好地储放在−18℃以下的冷冻柜中。

3.外包装是否完好,是否渗透或缺损,否则会造成微生物等的二次污染。

4.产品的有效期是否在预计食用的日期之内。

5.选购冷饮莫贪"色"。花花绿绿的冰糕色泽越鲜艳,意味着添加的色素越多,选购时应尽可能敬而远之。

6.最后要看一看产品的形状是否有变化,若变了形,则有可能是产品在运输或贮存过程中,由于温度过高致使产品溶化后再次冷冻所致,这也极可能造成微生物的繁殖而超标,且口感也会变差。

7.建议消费者在选购时首先选择名牌大企业的产品,因其质量有保证。

第八节　乳类及乳制品的鉴别

一、感官鉴别

日常生活中,乳及乳制品的鉴别主要为感官鉴别,感官鉴别主要指的是观其色泽和组织状态,并嗅其气味、尝其滋味,应做到三者并重,缺一不可。对于乳而言,应注意其色泽是否正常、质地是否均匀细腻、滋味是否纯正以及乳香味如何,同时应留意杂质、沉淀、异味等情况,以便做出正确的评价。

对于乳制品而言,除注意上述鉴别内容以外,有针对性地观察了解诸如酸乳有无乳清分离、奶粉有无结块、奶酪切面有无水珠和霉斑等情况,对于感官鉴别也有重要意义。必要时可以将乳制品冲调后进行感官鉴别。

二、原料乳卫生状况对乳及乳制品质量的影响

原料乳卫生质量的优劣直接关系到乳及乳制品的质量。原料的卫生质量问题主要是病牛乳(结核病、乳房炎牛的乳)、高酸乳、胎乳、初乳、应用抗生素五天内的乳、掺伪乳以及变质乳等。患结核病牛的乳汁不得作消毒乳供人饮用,只能加工成乳制品。患乳房炎牛乳、产犊前十五天的胎乳、产犊后七天的初乳、应用抗生素五天内的乳及变质乳既不得作消毒乳也不得加工成乳制品。高酸乳不得作消毒乳和良质乳品原料。对掺伪的乳要分清情况处理,对加入了水、蔗糖、食盐、豆浆、淀粉等物的牛乳不得作消毒乳供人饮用,可用于加工乳制品。对掺入了非食用物质的乳,不得食用或加工乳制品。

三、微生物污染对乳及乳制品质量的影响

微生物的污染是引起乳及乳制品变质的重要原因。在乳及乳制品加工过程中的各个环节,如灭菌、过滤、浓缩、发酵、干燥、包装等,都可能因为不按操作规程生产加工而造成微生物污染。所以在乳及乳制品的加工过程中,对所有接触到乳及乳制品的容器、设备、管道、工具、包装材料等都要进行彻底的灭菌,防止微生物的污染,以保证产品质量。另外在加工过程中还要防止机械杂质和挥发性物质(如汽油)等的混入和污染。

四、保存条件对乳及乳制品质量有何影响

1.温度:乳及乳制品若在贮藏时温度过高既可加速一些成分的氧化变质,又可加速微生物的生长繁殖,因此在乳及乳制品贮藏时要掌握好所需的温度。消毒牛乳和硬质干酪贮藏温度为 2℃～10℃,酸牛乳贮藏温度为 2℃～8℃,乳粉和炼乳的贮藏温度在 20℃ 以下,奶油贮藏温度在-15℃ 以下。

2.时间:乳及乳制品贮藏时间过长就容易发生卫生质量的改变。因此乳及乳制品在销售时要注意贮新售旧,超过保存期的不得出售。消毒牛乳保存期为 24 小时;酸牛乳的保存期为 72 小时;全脂无糖炼乳保质期为 1 年;罐装的全脂加糖炼乳保质期为 9 个月,瓶装者 3 个月;奶油在-15℃ 以下冷藏保质期 6 个月,4℃～6℃ 存放时间不得超过 7 天;乳粉有罐装密封充氮包装时保存期为 2 年,罐装非充氮包装的保存期为 1 年,玻璃瓶装者保存期为 9 个月,塑料袋装保存期为 4 个月。

3.湿度:对于固体、半固体的乳制品,贮藏环境湿度不能过大,因为这些乳制品受潮后易使微生物繁殖生长或结块等。如炼乳、乳粉的

贮藏环境应通风良好,保持干燥。硬质干酪要求贮藏在相对湿度80%～85%的环境里。

4.光线:光线照射可加速乳及乳制品中一些成分的变质,如脂肪、维生素等的氧化。因此乳及乳制品在加工、运输、贮藏、销售等过程中均应尽量避免光线照射。

五、乳新鲜度及掺伪掺杂的快速检验法

可做酒精试验,酒精试验即在试管内用等量的中性酒精和牛乳混合(一般用1～2毫升等量混合),振摇后不出现絮片的牛乳,表明其酸度低于18T,此乳为新鲜乳,如出现絮片,则表明酸度高于18T,此乳为次鲜或变质乳,即表明掺入了陈乳。

六、鉴别鲜乳的质量

1.色泽鉴别

良质鲜乳——为乳白色或稍带微黄色。

次质鲜乳——色泽较良质鲜乳为差,白色中稍带青色。

劣质鲜乳——呈浅粉色或显著的黄绿色,或是色泽灰暗。

2.组织状态鉴别

良质鲜乳——呈均匀的流体,无沉淀、凝块和机械杂质,无黏稠和浓厚现象。

次质鲜乳——呈均匀的流体,无凝块,但可见少量微小的颗粒,脂肪聚黏表层呈液化状态。

劣质鲜乳——呈稠而不匀的溶液状,有乳凝结成的致密凝块或絮状物。

3.气味鉴别

良质鲜乳——具有乳特有的乳香味,无其他任何异味。

次质鲜乳——乳中固有的香味稍差或有异味。

劣质鲜乳——有明显的异味,如酸臭味、牛粪味、金属味、鱼腥味、汽油味等。

4.滋味鉴别

良质鲜乳——具有鲜乳独具的纯香味,滋味可口而稍甜,无其他任何异常滋味。

次质鲜乳——有微酸味(表明乳已开始酸败),或有其他轻微的异味。

劣质鲜乳——有酸味、咸味、苦味等。

七、鉴别炼乳的质量

1.色泽鉴别

良质炼乳——呈均匀一致的乳白色或稍带微黄色,有光泽。

次质炼乳——色泽有轻度变化,呈米色或淡肉桂色。

劣质炼乳——色泽有明显变化,呈肉桂色或淡褐色。

2.组织状态鉴别

良质炼乳——组织细腻,质地均匀,黏度适中,无脂肪上浮,无乳糖沉淀,无杂质。

次质炼乳——黏度过高,稍有一些脂肪上浮,有沙粒状沉淀物。

劣质炼乳——凝结成软膏状,冲调后脂肪分离较明显,有结块和机械杂质。

3.气味鉴别

良质炼乳——具有明显的牛乳乳香味,无任何异味。

次质炼乳——乳香味淡或稍有异味。

劣质炼乳——有酸臭味及较浓重的其他异味。

4.滋味鉴别

良质炼乳——淡炼乳具有明显的牛乳滋味,甜炼乳具有纯正的甜味,均无任何异味。

次质炼乳——滋味平淡或稍差,有轻度异味。

劣质炼乳——有不纯正的滋味和较重的异味。

八、鉴别奶粉的质量

1.色泽鉴别

良质奶粉——色泽均匀一致,呈淡黄色,脱脂奶粉为白色,有光泽。

次质奶粉——色泽呈浅白或灰暗,无光泽。

劣质奶粉——色泽灰暗或呈褐色。

2.组织状态鉴别

良质奶粉——粉粒大小均匀,手感疏松,无结块,无杂质。

次质奶粉——有松散的结块或少量硬颗粒、焦粉粒、小黑点等。

劣质奶粉——有焦硬的、不易散开的结块,有肉眼可见的杂质或异物。

3.气味鉴别

良质奶粉——具有消毒牛奶纯正的乳香味,无其他异味。

次质奶粉——乳香味平淡或有轻微异味。

劣质奶粉——有陈腐味、发霉味、脂肪哈喇味等。

4.滋味鉴别

良质奶粉——有纯正的乳香滋味,加糖奶粉有适口的甜味,无任

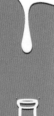
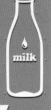

何其他异味。

次质奶粉——滋味平淡或有轻度异味,加糖奶粉甜度过大。

劣质奶粉——有苦涩或其他较重异味。

若经初步感官鉴别仍不能断定奶粉质量好坏时,可加水冲调,检查其冲调还原奶的质量。

冲调方法:取奶粉 4 汤匙(每平匙约 7.5 克),倒入玻璃杯中,加温开水 2 汤匙(约 25 毫升),先调成稀糊状,再加 200 毫升开水,边加水边搅拌,逐渐加入,既成为还原奶。

冲调后的还原奶,在光线明亮处进行感官鉴别。

1.色泽鉴别

良质奶粉——乳白色。

次质奶粉——乳白色。

劣质奶粉——白色凝块,乳清呈淡黄绿色。

2.组织状态鉴别

取少量冲调奶置于平皿内观察。

良质奶粉——呈均匀的胶状液。

次质奶粉——带有小颗粒或有少量脂肪析出。

劣质奶粉——胶态液不均匀,有大的颗粒或凝块,甚至水乳分离,表层有游离脂肪上浮。

3.冲调奶的气味与滋味感官鉴别同于固体奶粉的鉴别方法。

九、鉴别酸牛奶的质量

1.色泽鉴别

良质酸牛奶——色泽均匀一致,呈乳白色或稍带微黄色。

次质酸牛奶——色泽不匀,呈微黄色或浅灰色。

劣质酸牛奶——色泽灰暗或出现其他异常颜色。

2.组织状态鉴别

良质酸牛奶——凝乳均匀细腻,无气泡,允许有少量黄色脂膜和少量乳清。

次质酸牛奶——凝乳不均匀也不结实,有乳清析出。

劣质酸牛奶——凝乳不良,有气泡,乳清析出严重或乳清分离。瓶口及酸奶表面均有霉斑。

3.气味鉴别

良质酸牛奶——有清香、纯正的酸奶味。

次质酸牛奶——酸牛奶香气平淡或有轻微异味。

劣质酸牛奶——有腐败味、霉变味、酒精发酵及其他不良气味。

4.滋味鉴别

良质酸牛奶——有纯正的酸牛奶味,酸甜适口。

次质酸牛奶——酸味过度或有其他不良滋味。

劣质酸牛奶——有苦味、涩味或其他不良滋味。

十、鉴别奶油的质量

1.色泽鉴别

良质奶油——呈均匀一致的淡黄色,有光泽。

次质奶油——色泽较差且不均匀,呈白色或着色过度,无光泽。

劣质奶油——色泽不匀,表面有霉斑,甚至深部发生霉变,外表面浸水。

2.组织状态鉴别

良质奶油——组织均匀紧密,稠度、弹性和延展性适宜,切面无水珠,边缘与中心部位均匀一致。

次质奶油——组织状态不均匀,有少量乳隙,切面有水珠渗出,水珠呈白浊而略黏。有食盐结晶(加盐奶油)。

劣质奶油——组织不均匀,黏软、发腻、黏刀或脆硬疏松且无延展性,且表面有大水珠,呈白浊色,有较大的孔隙及风干现象。

3.气味鉴别

良质奶油——具有奶油固有的纯正香味,无其他异味。

次质奶油——香气平淡、无味或微有异味。

劣质奶油——有明显的异味,如鱼腥味、酸败味、霉变味、椰子味等。

4.滋味鉴别

良质奶油——具有奶油独具的纯正滋味,无任何其他异味,加盐奶油有咸味,酸奶油有纯正的乳酸味。

次质奶油——奶油滋味不纯正或平淡,有轻微的异味。

劣质奶油——有明显的不愉快味道,如苦味、肥皂味、金属味等。

5.外包装鉴别

良质奶油——包装完整、清洁、美观。

次质奶油——外包装可见油污迹,内包装纸有油渗出。

劣质奶油——不整齐、不完整或有破损现象。

十一、鉴别硬质干酪的质量

1.色泽鉴别

良质硬质干酪——呈白色或淡黄色,有光泽。

次质硬质干酪——色泽变黄或灰暗,无光泽。

劣质硬质干酪——呈暗灰色或褐色,表面有霉点或霉斑。

2.组织状态鉴别

良质硬质干酪——外皮质地均匀,无裂缝,无损伤,无霉点及霉斑。切面组织细腻、湿润,软硬适度,有可塑性。

次质硬质干酪——表面不均,切面较干燥,有大气孔,组织状态呈疏松。

劣质硬质干酪——外表皮出现裂缝,切面干燥,有大气孔,组织状态呈碎粒状。

3.气味鉴别

良质硬质干酪——除具有各种干酪特有的气味外,一般都香味浓郁。

次质硬质干酪——干酪味平淡或有轻微异味。

劣质硬质干酪——具有明显的异味,如霉味、脂肪酸败味、腐败变质味等。

4.滋味鉴别

良质硬质干酪——具有干酪固有的滋味。

次质硬质干酪——干酪滋味平淡或有轻微异味。

劣质硬质干酪——具有异常的酸味或苦涩味。

十二、鉴别真假奶粉

1.手捏鉴别

真奶粉——用手捏住袋装奶粉包装来回摩搓,真奶粉质地细腻,发出"吱吱"声。

假奶粉——用手捏住袋装奶粉包装来回摩搓,假奶粉由于掺有白糖、葡萄糖而颗粒较粗,发出"沙沙"的声响。

2.色泽鉴别

真奶粉——呈天然乳黄色。

假奶粉——颜色较白,细看呈结晶状,并有光泽,或呈漂白色。

3.气味鉴别

真奶粉——嗅之有牛奶特有的奶香味。

假奶粉——没有乳香味。

4.滋味鉴别

真奶粉——细腻发黏,溶解速度慢,无糖的甜味。

假奶粉——入口后溶解快,不黏牙,有甜味。

5.溶解速度鉴别

真奶粉——用冷开水冲时,需经搅拌才能溶解成乳白色混悬液,用热水冲时,有悬漂物上浮现象,搅拌时黏住调羹。

假奶粉——用冷开水冲时,不经搅拌就会自动溶解或发生沉淀,用热开水冲时,其溶解迅速,没有天然乳汁的香味和颜色。

十三、全脂奶粉与脱脂奶粉的区别

全脂与脱脂奶粉主要是工艺制作不同,且在其使用和营养方面亦有所区别。

1.制作:全脂奶粉是指新鲜牛乳在加工成奶粉的过程中,未将乳中的脂肪分离出去的产品。脱脂奶粉是指新鲜牛乳在加工成奶粉的过程中,将乳中的脂肪分离出去的产品。

2.保藏:全脂奶粉含有较多的脂肪,容易受高温和氧化作用而变质。如全脂奶粉水分超过5%,保藏温度在37℃以上时,容易产生褐变和结块现象。而脱脂奶粉就不会发生上述变化。

3.冲调:全脂奶粉用水冲调复原为鲜乳时,表面上会出现一层泡沫状浮垢,这是脂肪和蛋白质的络合物。脱脂奶粉比全脂奶粉乳糖含量多,故吸潮能力强,一旦奶粉潮湿大,会改变蛋白质的胶体状态,使得在水中的溶解度降低。

4.用途:脱脂奶粉因脂肪含量极少,由于有不易氧化和耐藏等特点,是制作饼干、糕点、面包、冰淇淋等食品的最佳原料。

5.营养:

全脂奶粉的营养成分含量为:蛋白质 25.5%、脂肪 26.5%、碳水化合物 37.3%,每百克含钙 979 毫克、磷 685 毫克、铁 1.9 毫克、核黄素 0.8 毫克、尼克酸 0.6 毫克。

脱脂奶粉的营养成分含量为蛋白质 36%、脂肪 1%、碳水化合物 52%,每百克含钙 1300 毫克、磷 1030 毫克、铁 0.6 毫克、维生素 A(国际单位)40、硫胺素 0.35 毫克、核黄素 1.96 毫克、尼克酸 1.1 毫克、抗坏血酸微量。

全脂奶粉中的矿物质少,但由于脂肪多,发热量比脱脂奶粉高。

十四、炼乳与奶粉的区别

炼乳与奶粉都是用鲜牛乳加工制成的产品。两者有以下区别:

(1)形状:炼乳是液体状,奶粉是固体的小颗粒状。

(2)包装:炼乳多用铁皮罐头盛装,奶粉用塑料袋或铁皮罐头装。

(3)成分:炼乳中的碳水化合物和抗血酸(维生素 C)比奶粉多,其他成分,如蛋白质、脂肪、矿物质、维生素 A 等,皆比奶粉少。

(4)食用:炼乳在揭开铁盖以后,如果一次吃不完,家中又无冰箱的情况下,容易变质腐败和感染细菌,而奶粉就没有这个缺点。

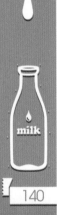

第三章　少数民族传统特色乳制品

第一节　奶茶

奶茶原为中国北方游牧民族的日常饮品,至今最少已有千年历史。自元朝起传遍世界各地,目前在世界各地都有奶茶的芳香。奶茶兼具牛奶和茶的双重营养,是家常美食之一,风行世界。奶茶品种包括了奶茶粉、冰奶茶、热奶茶等。内蒙古的奶茶千百年来从未改变,至今仍然是日常饮用及待客的必备饮料。

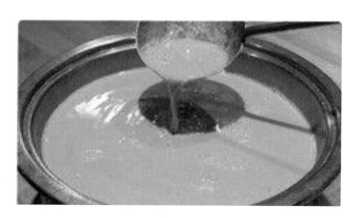

一、中国奶茶的产地

中国境内的维吾尔族、乌孜别克族、哈萨克族、柯尔克孜族、藏族和蒙古族等均有制作奶茶的习惯。新疆奶茶的原料是茶和牛奶或羊奶。乌孜别克族烧奶茶一般用铜壶或铝锅,先将茶水煮沸,然后加入牛奶烧煮,搅匀,待茶乳完全交融后,再加适量的食盐即成。饮时把奶茶盛入碗中,稍加酥油或羊油、胡椒即可。

哈萨克、塔塔尔等民族烧制奶茶更有讲究,他们将茶水和开水分别烧好,各放在茶壶里,喝奶茶时,先将鲜奶和奶皮子放在碗里,再倒上浓茶,最后用开水冲淡。每碗奶茶都要经过这三个步骤,而每次都不把奶茶盛满,只盛多半碗,这样喝起来味浓香而又凉得快。到了冬季,有的哈萨克族牧民在奶茶里还放一些白胡椒面。这种奶茶略带一些辣味,多喝可以增加体内的热量,提高抗寒力。

藏族、蒙古族的奶茶以砖茶、羊奶(或牛奶)和以酥油煮成,加盐调理使味道偏咸。南方的港式奶茶又称为"丝袜奶茶",当地饮用奶茶的习惯起源于英国的下午茶,但制法有所不同,以红茶混合浓鲜奶加糖制成,用乳量及糖分较多,冷热饮均可。奶茶,是藏族、蒙古族牧民日常生活中不可缺少的饮料。奶茶所用的茶叶是青砖茶。砖茶含有丰富的维生素 C、单宁、蛋白质、酸、芳香油等人体必需的营养成分。

(一)新疆奶茶

新疆各少数民族酷爱喝奶茶并不是没有原因的。因为在牧区和高寒地区肉食较多,蔬菜很少,需要奶茶来帮助消化,这是其一;冬季寒冷,夏季干热,冬季大量饮奶茶可以迅速驱寒,夏季可以驱

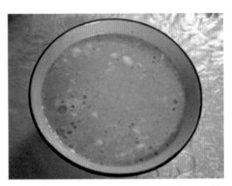

暑解渴,这是其二;其三,牧区人口稀少,各个居民点之间距离较远,外出放牧或办事,口渴时不容易找到饮料,离家前喝足奶茶,途中再吃些干粮,可以较长时间耐渴耐饿。

新疆奶茶的原料是茶和牛奶或羊奶。奶茶的一般做法是：先将砖茶捣碎，放入铜壶或水锅中煮，茶烧开后，加入鲜奶，沸时不断用勺扬茶，直到茶乳充分交融，除去茶叶，加盐即成。但也有不加盐的，只将盐放在身边，根据每个人的口味放入盐量。

在少数民族家中喝奶茶有许多讲究，客人中年纪最大的坐首席，递茶时也先递给他。你喝完第一碗奶茶，如果还想喝，则把碗放在自己面前或餐布前，主人会立即接过碗给你盛第二碗；如果不想喝了，则用双手把碗口捂一下，这表示已喝够了。如果你不懂规矩，而老是把碗摆在餐布前，好客的主人就会一直不断地为你添奶茶，直到你"求饶"时为止。当然，这只是一个玩笑，如果你确实不想再喝时，用手势表示，主人也是会理解的。

(二) 蒙古奶茶

蒙古族主要居住在内蒙古自治区及其毗邻的一些省、区，蒙古族牧民以食牛、羊肉及奶制品为主，粮、蒙古奶茶、菜为辅。砖茶是牧民不可缺少的饮品，喝由

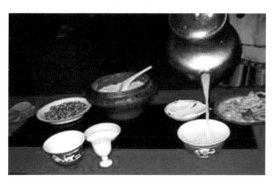

砖茶煮成的咸奶茶，是蒙古族人们的传统饮茶习俗。在牧区，他们习惯于"一日三餐茶，一顿饭"。所以，喝咸奶茶，除了解渴外，也是补充人体营养的一种主要方法。每日清晨，主妇的第一件事就是先煮一锅咸奶茶，供全家整天享用。蒙古族喜欢喝热茶，早上，他们一边喝茶，一边吃炒米，将剩余的茶放在微火上暖着，以便随时取饮。通常一家人只在晚上放牧回家才正式用餐一次，但早、中、晚三次喝咸奶茶，一般是不可缺少的。

蒙古族喝的咸奶茶,用的多为青砖茶或黑砖茶,煮茶的器具是铁锅,这一点和藏族打酥油茶与维吾尔族煮奶茶时所用方法大不相同。相同的是,烹煮时候,都要加入牛奶,而他们习惯于"煮茶",这一点又是一样的。原因是他们所住地区属于高原,气压低,必须把水煮沸100℃以内。加工过的砖茶又与散茶不同,原因是因为,相对散茶来说,砖茶的质地比较紧实,光用开水冲泡,是很难将茶汁的味道浸泡出来的。

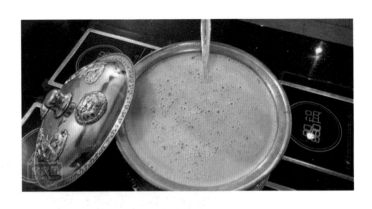

在煮咸奶茶的时候,应先把砖茶打碎,把洗干净的铁锅置于火上,盛水2~3公斤。当水沸腾时,再放入捣碎的约25克砖茶。再让其沸腾3~5分钟后,放入牛奶,牛奶量为水的五分之一左右。稍加搅动,再加入适量盐巴。等到整锅咸奶茶开始沸腾时,才算煮好了,即可盛在碗中待饮。

煮咸奶茶的技术要求很强,茶汤滋味的好与坏,营养成分的多与少与用茶、加水、掺奶,以及加料次序的先后都有很大的关系。如茶叶放迟了,或者加茶和奶的次序颠倒了,茶味就会出不来。而煮茶时间过长,又会丧失茶香味。蒙古族同胞认为,只有器、茶、奶、盐、温五者互相协调,才能制成咸香可宜、美味可口的咸奶茶来。

第二节 酥油

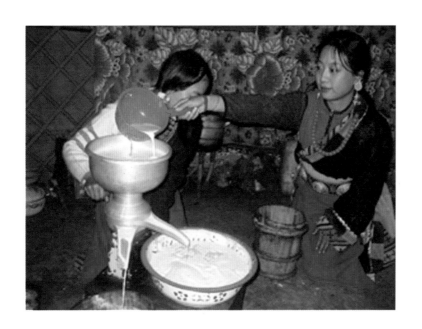

　　酥油是少数民族(特别是藏族和蒙古族)食品之精华,高原人离不了它。酥油是似黄油的一种乳制品,是从牛奶、羊奶中提炼出的脂肪。藏区人民最喜食牦牛产的酥油。产于夏、秋两季的牦牛酥油,色泽鲜黄,味道香甜,口感极佳,冬季的则呈淡黄色。羊酥油为白色,光泽、营养价值均不及牛酥油,口感也逊牛酥油一筹。酥油滋润肠胃,和脾温中,含多种维生素,营养价值颇高。在食品结构较简单的藏区,能补充人体多方面的需要。酥油在藏区用途之广,功能之多,如非亲眼看见,简直令人难以置信。

　　每年六七月份是炼制酥油的最繁忙的季节。纯净的奶汁,放在干净的坛子里发酵后,再把木制的工具放在坛子里上下不停地捣。当奶子变成稀糊状时,视其温度高低,兑上水再捣。捣着捣着就看到奶汁上漂着一层油。把这层油撇到无锈渍的锅里,放入一把炒米,移至温火上熬炼至没有水分时,即制成了酥油。

牛奶熬制的酥油呈黄色,羊奶熬制的酥油为白色。黄色酥油为上品。夏天,酥油为液体;天凉后即成为松软的固体。

酥油分很多种,用途也不大一样。有糖果加工用的,有制作面包、蛋糕的,还有做奶油松饼的。酥油没有其他替代品,除非做黄油蛋糕、比萨饼底时,可以用黄油,也可以用植物黄油代替,这时没有分层,是不会起酥的。

倍受藏族人青睐的酥油是如何制成的呢?

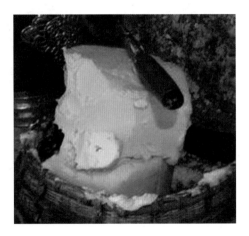

每年 7、8、9 月青藏高原草肥水美,气候宜人,是正值膘肥体壮的母畜产奶的旺季,是提炼量多质佳酥油的绝好时机。在那辽阔无垠的草原上,灿烂的阳光洒满了牧场,肥壮的牛羊悠闲自得地啃食着青草,远远望去,似珍珠玛瑙,星罗棋布;似片片云朵,飘来荡去。好一派安谧、宁静的高原风光,令人心旷神怡。此时妇女们正在家里、帐篷周围,从事提炼酥油等奶制品的劳动。

提炼酥油俗称"打酥油",工具比较简单:一只酥油桶,一个盛有适量水的大盆。酥油桶是木制的,由三部分组成:(1)木桶,高及人胸,有近五分之一坐入与桶外径相差无几的土坑里。桶身上下等粗,外围上、中、下各部分别用金属箍或竹、藤箍、牛皮箍等箍紧。(2)"甲洛",一块比木桶内径略小的厚木板,上面掏有三角形或方形的五个孔,其中四孔均匀地分布在木板的各对称部位,中间的方孔上固定着一根一

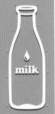

握粗、高出桶 1 尺左右的直木棍。一般情况下,"甲洛"总是插在木桶里的。(3)一个与桶外径相等的木盖,"甲洛"柄从中央的圆孔中伸出。木盖反面固定着几根木条,使之更稳定地盖于桶上,以保持桶内洁净,酥油桶虽大小不一,但一般都能装 60~80 斤奶。每逢早、晚,妇女们把滤净的鲜奶倒入酥油桶里,使之略微发酵,如发酵差,可加些温水。打酥油通常由一位妇女承担,遇体弱多病或年老体衰者,也有两人同时操作的。打酥油时,两手握住木柄,用腰、臂以至全身力气,压"甲洛"下沉,触及桶底;旋松手,任凭浮力又将其缓缓托起。如此周而复始,反复近千次,酥油才从奶中分离,浮于表层。这时,操作者精心、仔细地把酥油捞起,把粘在桶壁上的油点粘出,一并放入盛凉水的大盆里。在凉水中用两手反复捏、攥,直至将酥油团中的杂质——脱脂奶除净为止。人们习惯将酥油拍成扁圆或方形的坨团。夏季一桶奶能打出酥油 3~5 斤。待酥油坨积多时,男人们将其揣进泡软了的小牛皮或牛羊肚儿中,缝好,以便于保存和运输。

打酥油的劳作虽然单调、枯燥,但却需要技巧,且费体力。你想想,硬是把 80 斤的奶水从桶壁与木板间隙及木板的四个孔中挤压出来,得需多大的压力呀!

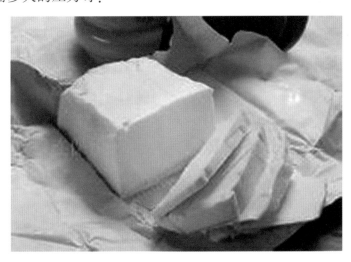

第三节　奶皮子

　　奶皮子,蒙古语称"查干伊德""乌如木""乌日莫",汉语的意思就是"白色的食品"。是把马、羊、牛和骆驼鲜乳倒入锅中慢火微煮,等其表面凝结一层脂肪,用筷子挑起挂通风处晾干即为奶皮子。属鲜奶中的精华奶皮,是奶食品系列中的佳品,营养价值颇高。

　　制作奶皮工艺简单,但用料很多。其味纯香,营养丰富。再配上奶茶、奶果子、炒米食用,为招待贵宾的佳品。曾被称为"百食之长",无论居家餐饮、宴宾待客,还是敬奉祖先神灵,都是不可缺少的。因地区不同,其品种和制作方法也不尽相同。

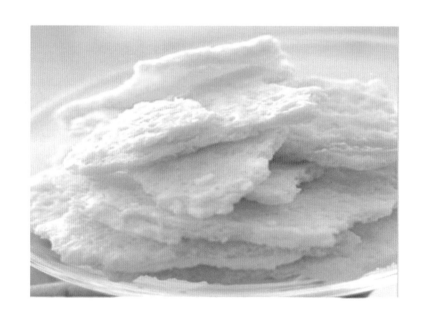

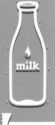

制作方法

制作奶皮的原料系鲜奶,要制作一斤奶皮,需用去八斤鲜奶。因此,经济条件一般的人家,是不大多做奶皮的。制作奶皮时,需将刚挤出的鲜奶,在纱布中过滤几遍,使奶液不搀任何杂质。然后把鲜奶倒入大口铁锅中,待奶液稍微滚沸起来后,就用勺子不停地上下翻扬,到鲜奶泛起很多的泡沫时,再把炉膛的火撤出,使奶液慢慢冷却。第二天,就有一层蜂窝状麻面的奶脂,凝结于奶液的表面。这时候,用双手把凝结的奶脂轻轻揭起,倒扣在盘中或木板上,置于通风处阴干,一张完整的奶皮就做成了。

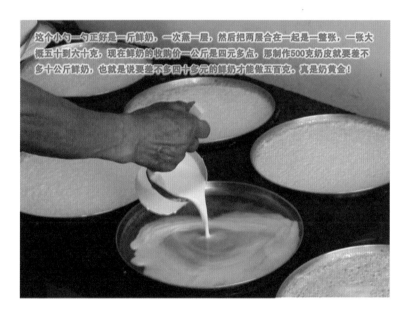

这个小勺一勺正好是一斤鲜奶,一次蒸一层,然后把两层合在一起是一整张,一张大概五十到六十克,现在鲜奶的收购价一公斤是四元多点,那制作500克奶皮就要差不多十公斤鲜奶,也就是说要差不多四十多元的鲜奶才能做五百克。真是奶黄金!

制作奶皮子时,要掌握火候,为使油层加厚,及时铲下锅沿上的粘贴部分并多次添加生奶。加奶和火候适当就能取出比较厚的奶皮。火小奶皮淡薄,火大了则味焦。熬奶皮子的时候,有时也要往锅里放些糖,以便使奶皮子带点甜。大多数人家是晚上熬奶皮子,经过一夜的时间,第二天就会在熬过的奶子上结一层厚而多皱纹的表皮,这就是奶皮子。每八斤生奶能制出一斤奶皮子,是为上乘。

做好的奶皮子可用一根干净的木棍从中间挑起,然后找一个阴凉通风的地方晾干,不能直接暴晒在太阳下,因为这样会使奶皮子变黄变硬。等奶皮子干了之后,就用一个半圆形的笸箩来存放,以备冬春季节食用。

取奶皮后剩下的是熟奶,熟奶可以做奶酪,加酸奶或者直接饮用。锅底残留的叫锅巴,对煮奶锅巴,牧区儿童是最喜欢吃的。

吃出营养 吃出健康——乳品的科学吃法

milk

第四节　奶豆腐

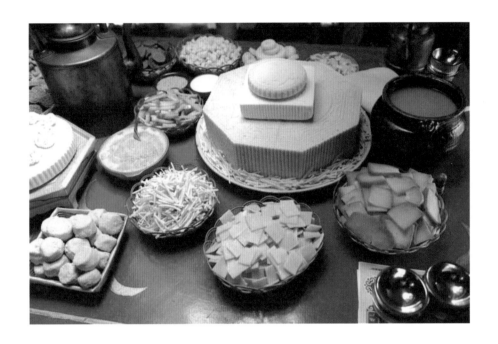

　　奶豆腐，蒙古语称"胡乳达"，是蒙古族牧民家中常见的奶食品。用牛奶、羊奶、马奶等经凝固、发酵而成的食物。形状类似普通豆腐，但不是豆腐。因像豆腐而得名。味道有的微酸，有的微甜，乳香浓郁，牧民很爱吃，常泡在奶茶中食用，或出远门当干粮，既解渴又充饥。还可以做成拔丝奶豆腐，其软韧牵丝为断，是宴席上的一道风味名菜。

　　传统熟奶豆腐的做法：

　　把熬制奶皮剩下的奶浆，或提取酥油后余下的奶渣，放置几天，待其发酵。当奶浆或奶渣凝结成块时，用纱布把多余的水分过滤掉。然后将固体部分，在锅里文火煮，边煮边搅，直到黏着程度时，再装进纱布里，把黄水挤出。这时就可以装模压制成形，或置于木盘中，用刀划成各种形状。

传统生奶豆腐的做法：

把鲜奶发酵，使其变酸后，倒入锅里煮熬，奶浆就变成老豆腐形状。然后在纱布中，挤压去水分，装模成形。

凝乳奶豆腐：

草原上也不是经常有足够的鲜奶供牧民们做奶食，因为有些牧户奶牛少或因天旱牧草不好而导致鲜奶产量少的话，就无法及时做奶豆腐。遇到这种情况的话，牧民们一般要储奶备用。但牧区条件不便，没有冷藏室，只能将凝乳倒进锅里稍微熬煮后，放进容器里保存起来，这叫作储奶。等到有足够的原料后，牧民们便把储存的凝乳拿出来，做成自己喜欢吃的奶豆腐。

制作凝乳奶豆腐，主要用牛奶作原料，将鲜奶用净纱布过滤后，盛进木桶或瓦缸中，放置阴凉处，热天放一至两天，凉天放三至七天，鲜奶便自然凝结。再将凝乳倒进锅里，用温火煮熬，同时慢慢榨取乳清。乳清分为熟酸奶乳清、奶豆腐乳清、酸油液乳清等三种。奶豆腐乳清可用于发面、和面，或当作酸奶的加料。熟酸奶乳清等用于灌饮老、弱、瘦畜和洗浴牲畜，也可使牲畜上膘。榨取乳清后，将留下的稠凝乳用小勺或专用工具放进模具中轧实后取出，放置阴凉处慢慢晒干即成奶豆腐。若要使奶豆腐做成甜的，就在揉搓时加入糖料。切成细条的叫奶豆腐条，或做成块状奶豆腐。

做奶豆腐的木模因地而异，形状各异。有的块头非常大，有点像大方砖，有的跟我们日常生活中的月饼模具很相似，不但有各种形状，而且刻有非常精致的民族传统纹理、图案、花纹，这样做出来的奶豆腐就不仅仅是一种食品，而且也包含了一定的艺术成分。

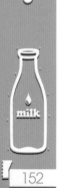

第四章　牛奶的饮用常识与选购方法

第一节　牛奶饮用的常识与误区

牛奶是许多人日常生活中必不可少的营养佳品，既能补充体内所需营养又能滋养容颜，但普通人对于营养尚存许多误区，使本该被吸收的营养白白流失，对身体造成伤害。

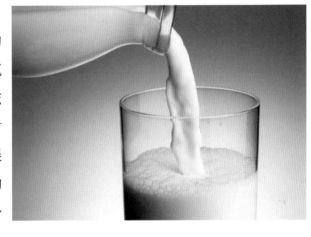

错误一：越浓越有营养。

牛奶并非越香浓越好。挤出来的牛奶很淡，有一股淡淡的乳香，喝起来非常爽口。但许多企业推出了香浓概念，添加增稠剂和香精，消费者逐渐认为香浓才是牛奶的味道，而真正的纯牛奶反而被认为没味儿或加了水。新鲜牛奶的浓度不会让人感到过于黏稠，消费者不必盲目追求浓稠香滑的口感。

错误二：空腹喝牛奶

很多人都有空腹喝奶的习惯，这样不好。空腹时，胃液浓度过高，此时喝奶，奶中的蛋白质就会在胃中凝结成块，会影响蛋白质的消化与吸收，还会造成胃部不适。所以，最好在饭后喝奶，或者在喝奶时吃一些淀粉类的食物，以促进牛奶的消化和吸收。有些人由于"乳糖不耐"，喝奶后会腹胀、腹泻，这类人更不要空腹大量饮奶，可以饮用酸奶或加入了乳糖酶的低乳糖牛奶。

错误三：拿牛奶当水喝

很多人有这样一个错误印象，外国人拿牛奶当水喝，所以身体特别好。其实不然，牛奶是好东西，但也要控制量。虽然牛奶中含有70%左右的水分，但也不能替代水。全脂牛奶中大约含有3%的动物脂肪，也就是"坏脂肪"，其中又含有一半的饱和脂肪酸，它被视为导致动脉硬化、冠心病、血栓性中风、乳癌、大肠直肠癌和前列腺癌的主要成分。因此，牛奶不能喝得太多，建议3岁以上的儿童及成人每天喝200~300毫升（一杯左右）。如果还想多补充奶制品，可以再喝一小杯（100~150毫升）酸奶，但每天奶制品的摄入总量不能超过500毫升。

错误四：牛奶加鸡蛋是最好的早餐。

不少人以为，牛奶和鸡蛋营养价值都很高，如果吃一份这样的早餐，肯定一上午充满活力。事实却恰恰相反。二者的蛋白质含量都较高，饱腹感强，吃完后往往吃不下别的东西。这样，你就会在上午昏昏欲睡，因为体内缺乏人们工作、学习所需的葡萄糖，它是让人保持头脑清醒、精神振奋的动力源。淀粉类食物（如面包、饼干、点心、馒头等）和水果可以为人体提供葡萄糖。所以，牛奶和鸡蛋还是分开吃比较好。牛奶、面包加果蔬或鸡蛋、麦片粥加果蔬，都是比较好的早餐搭配。

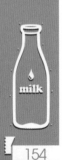

错误五:临睡前喝奶助睡眠

关于喝牛奶的时间,目前仍存在争议。日本营养专家指出,牛奶中含有的酪蛋白通过分解能够生成具有抑制神经兴奋、促进睡眠作用的元素。此外,牛奶中含有的色氨酸也有精神安定的作用。据此,人们认为牛奶具有一定的促进睡眠的作用,但普通牛奶中上述物质的含量很少,因此牛奶是否促进睡眠还有待研究。

还有人说,睡前喝奶可以补偿中老年人夜间血钙的低落状态,从而保护骨骼、促进钙质吸收。对此,日本营养专家表示,牛奶确实有一定的补钙作用,因为其中含有的牛乳酪蛋白和乳糖成分便于钙质的吸收。相对于干鱼、蔬菜等,人体对牛奶中钙的吸收率最高,可达到40%。但在睡前喝奶,会增加夜里上厕所的几率,还会增加消化负担,反而可能不利于睡眠。所以,喝奶的时间应根据自身情况而定。可以在晚上喝牛奶,但不必非要在临睡前喝,最好在睡前1~1.5小时喝。一般来说,下午5点到晚上8点喝牛奶比较好。糖尿病患者最好不要在睡前喝奶,因为这会在不同程度上影响血糖、血脂,体重也将难以控制。

错误六:包装牛奶煮沸加热

有人认为,冷藏在冰箱里的牛奶煮沸再喝,既不会因凉导致腹泻,又可以消毒杀菌。其实,生鲜乳是必须经过煮沸来消毒灭菌,但市面上销售的牛奶都是已经经过杀菌处理的产品,没必要再次煮沸杀菌。而且,煮到沸腾会破坏牛奶中的维生素和活性物质,使营养价值大打折扣。日本营养专家指出,喝牛奶的最佳温度应该和体温差不多,这样不会刺激肠胃,还便于吸收。不提倡喝冷牛奶,会引起胃部不适,可以稍微加热一下再喝。微波炉加热比较方便,但需注意不能用塑料袋直接加热,要使用玻璃容器加热。

错误七：加点糖促进消化

牛奶加不加糖，和消化关系不大，主要是为了改善口感。如果感觉牛奶太腥，可依据每100毫升牛奶加5~8克糖的原则适量加点糖，但不要加太多，否则会摄入过多热量。不要将孩子喝的牛奶调得过甜，这样会刺激孩子的味蕾，让他从小养成喜爱甜食的不良习惯。

错误八：牛奶不能搭配果汁

许多人认为，牛奶和橘汁、柠檬汁搭配，会导致蛋白质变性，是种"害死人"的喝法。的确，如果在牛奶中兑入橘汁这类高果酸的果汁，就会产生絮状的蛋白质凝结，发生蛋白质变性，但这种变性对人体基本没有危害，只有少数人会引起肠胃不适。但这样勾兑出来的饮品口感不好，也很少有人会这样喝。只要有少量的时间间隔，喝牛奶后再喝果汁，或吃水果，对大多数人来说都没有问题，还会让营养更均衡。

错误九：用牛奶送药

有人认为，用有营养的东西送服药物会有好处，所以用牛奶服药，其实这是错误的。用牛奶服药，牛奶中的钙与镁等矿物质离子会与药物发生化学反应，容易使药物表面形成覆盖膜，这不仅降低了药效，还可能对身体造成危害。日本药物专家指出，治疗大便干燥的药物不宜和牛奶同服，否则容易造成呕吐等不适；感冒药也不适合与牛奶同服，否则会降低药效。所以，药品不宜用牛奶送服，服药前后各1~2小时内也最好不要喝奶。

喝牛奶时不宜加红糖，红糖中的草酸会使牛奶蛋白质发生变性，引起消化功效失调，甚至阻碍铁等微量元素的吸收，从而发生"牛奶性贫血"。所以喝牛奶时不要加红糖，但可以适量加些白糖或冰糖调味。喝牛奶不能空腹，最好与一些淀粉类的食品同食。空腹时肠胃蠕动快，大大缩短了牛奶在胃里的停留时间，不利于养分消化吸收，假如喝

牛奶的同时吃一些馒头、面包等淀粉类食品就可以帮助人体充分吸收牛奶的丰盛养分。当然选择在饭后饮用牛奶也会有异曲同工的效果。牛奶切勿直接大口饮用，要咀嚼式饮用或用汤匙小口品尝。大口饮用时，牛奶会与胃酸直接接触形成酸性蛋白质凝块，可能会对肠胃衰弱的人造成腹泻和腹胀。慢慢咀嚼会有利于唾液与牛奶进行中和，帮助人体对养分的消化和吸收。

也有人以为，既然牛奶属高蛋白食品，巧克力又是能源食品，二者同时吃一定大有益处。事实并非如此。液体的牛奶加上巧克力会使牛奶中的钙与巧克力中的草酸发生化学反应，产生"草酸钙"。于是，原来具有养分价值的钙，变成了对人体有害的物资，从而导致缺钙、腹泻、少年儿童发育推迟、毛发干枯、易骨折以及增长尿路结石的发病率等。

酸奶是一种有助于消化的健康饮料，有的家长常用酸奶喂食婴儿。然而，酸奶中的乳酸菌是天生的抗生素，固然能克制很多病原菌的生长，但同时也破坏了对人体有益的正常菌群的生长条件，还会影响正常的消化功效，尤其是患胃肠炎的婴幼儿及早产儿，假如喂食他们酸奶，可能会引起呕吐和肠炎。因此，不宜给婴儿喂食酸奶。

有人以为，在牛奶中添加米汤、稀饭，这样做可以使养分互补。实际上这种做法很不科学。牛奶中含有维生素 A，而米汤和稀饭主要以淀粉为主，它们中含有脂肪氧化酶，会破坏维生素 A。孩子特别是婴幼儿，假如摄取维生素 A 不足，会使婴幼儿发育迟缓，体弱多病。所以，即便是为了补充养分，也要将两者分开食用。

通常，牛奶消毒的温度要求并不高，70℃时用 3 分钟，60℃时用 6 分钟即可。假如煮沸，温度到达 100℃，牛奶中的乳糖就会涌现焦化现象，而焦糖可诱发癌症。其次，煮沸后牛奶中的钙会涌现磷酸沉淀现象，从而降低牛奶的养分价值。

第二节　牛奶选购的方法

面对市场上琳琅满目的牛奶品种及花样繁多的牛奶口味,什么牛奶是最适合我们的呢?

一是选择巴氏杀菌乳,就是我们常见的"巴氏消毒奶"。顾名思义,就是采取"巴氏杀菌法"进行杀菌的牛奶。所谓"巴氏杀菌法",就是在较长的时间内,用低温杀死牛奶中的致病菌,保留对人体有益的细菌。不过,由于这种方法不能消灭牛奶中所有的微生物,因此产品需要冷藏,保质期也比较短,一般只有几天。

另一种叫灭菌乳,是采用高温将牛奶中的细菌全部杀死。由于牛奶中一点微生物都不存在了,因此可在常温下保存,而且保质期比较长,一般可达 3 个月以上。

巴氏杀菌乳由于保存的营养成分较多,常被厂家叫作"鲜奶"。其实,杀菌时不管是低温还是高温,都会对牛奶的营养价值造成一定的影响,而真正的鲜奶应是没有经过加工的牛奶。

加热对牛奶中营养影响最大的就是水溶性维生素和蛋白质。在加热过程中,加热程度越深,营养损失得就越多。牛奶中有一种营养价值很高的乳清蛋白,在加热时也会造成一定的损失。实验证明,巴氏杀菌时约有 10% 的乳清蛋白变性,而超高温杀菌的灭菌乳中,则可能有 70% 的乳清蛋白变性。因此,采用低温杀菌的巴氏奶相对来说,营养价值要稍高一些。但是,巴氏杀菌乳和灭菌乳都不是真正意义上的鲜奶。

要想喝到营养保存更好的牛奶,在购买时有几点需要注意:

一是现买现喝,尽量买保质期短的牛奶,不要为了便于贮藏,认为

保质期越长的牛奶越好。

二是买屋顶型纸盒包装的牛奶,这种牛奶多采取低温巴氏杀菌,营养和味道比较好,而大部分瓶装牛奶是经过二次灭菌的,营养价值有所降低。

三是买回的牛奶最好直接饮用,不要再次加热,否则会造成营养进一步损失。打开包装的牛奶应一次喝完,放的时间越长营养损失越大。

关于牛奶的品质,可以通过以下几种方法进行鉴别:

1.感官鉴别:新鲜乳(消毒乳)呈乳白色或稍带微黄色,有新鲜牛乳固有的香味,无异味,呈均匀的流体,无沉淀,无凝结,无杂质,无异物,无黏稠现象。

2.将牛奶滴入清水中,若化不开,则为新鲜牛奶;若化开,就不是新鲜牛奶。若是瓶装牛奶,只要在牛奶上部观察到稀薄现象或瓶底有沉淀的,则都不是新鲜奶。

3.煮沸试验法:取约10毫升乳样于试管中(或透明玻璃杯中),置沸水中5分钟观察,如有凝结或絮状物产生,则表示牛奶不新鲜或已变质。

4.好牛奶,不挂杯:将买来的牛奶(没有煮过或微波炉加热过的)迅速倒入干净的透明玻璃杯中,然后慢慢倾斜玻璃杯,如果有薄薄的奶膜留在杯子内壁,且不挂杯,容易用水冲下来,那就是原料新鲜的牛奶。这样的牛奶是在短时间内就送到加工厂,而且细菌总数很低。如果玻璃杯上的奶膜不均匀,甚至有肉眼可见的小颗粒挂在杯壁,且不易清洗,那就说明牛奶不够新鲜。

除了这些"独创"小窍门,还有一些公认的原则,可以帮助你选到优质的牛奶。第一,同等价位产品,选择脂肪含量高的。一般原料奶的乳脂肪含量越高,质量就越好。跟蛋白质不一样,乳脂肪极少出现人工添加化学物质掺假的情况。而蛋白质含量高不代表牛奶质量一定好。第二,同等脂肪含量产品,选择低温灭菌的,因为低温灭菌产品营养素保留更全面。

此外,还需注意区别纯牛奶与含乳饮料。纯牛奶也叫鲜牛奶、纯鲜牛奶,从产品的配料表上,可以看到这种产品的配料只有一种,即鲜牛奶。鉴别纯牛奶的好坏,主要有两个指标:总干物质(也叫全乳固体)和蛋白质。这两个指标的含量在产品的包装袋上一般都有说明,它们的含量越高,牛奶的营养价值就越高。一般来说,价格相对也会较高。此外深受消费者欢迎的酸奶是用纯牛奶发酵制成的,因此酸奶也属纯牛奶。

含乳饮料允许加水制成,从配料表上可以看出,这种牛奶饮品的配料除了鲜牛奶以外,一般还有水、甜味剂、果味剂等,而水往往排在第一位(国家要求配料表的各种成分要按从高到低的顺序依次列出)。国家标准要求,含乳饮料中牛奶的含量不得低于30%,也就是说水的含量不得高于70%。因为含乳饮料不是纯奶做的,所以其营养价值不能与纯牛奶相提并论。

值得说明的是,市场上有一些含乳饮料的包装袋上,往往用大号字写"活性奶""鲜牛奶"等模糊名称,仔细看时,才会发现旁边还有一行小字"含乳饮料",而个别产品连这一行小字也没有,只在配料表上多了一项"水",需要仔细看才能分辨清楚。

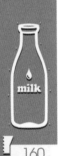

第五章　乳与乳制品的安全问题

　　乳制品营养价值非常丰富,含有几乎人体所需的全部营养素及具有保健功能的生物活性物质。随着国家的政策导向和广大消费者的认可,乳制品的种类也日益增多,液态乳和乳粉由于保持或强化了原料乳的主要成分,仍然处于绝对优势;益生菌的应用赋予传统的发酵乳品生物学意义;有营养和休闲双重功能的干酪、冰淇淋等备受消费者的青睐。食品高新技术的发展促进了免疫乳等功能性乳品及营养、健康和安全新乳品的研发,新型乳品蕴含着巨大的发展潜力,成为乳业新的经济增长点。但是,近年来,乳源性疾病频频发生,如乳制品含高浓度二噁英事件,结核奶及埠阳劣质奶粉事件,不但导致相关乳制品企业产品的滞销,而且对消费者造成了生理和心理的伤害。

　　现阶段,乳原料与乳制品的质量、安全问题越来越受到社会各界的关注与重视。在人民物质生活水平不断提高的同时,人们对于乳原料与乳制品的要求也在不断提高,人们不仅要求喝到奶,吃到乳制品,还要喝到放心奶、安全奶。乳制品的质量安全问题即是乳制品中不能含有给人体健康带来损害及威胁的因素,同时不能引起消费者急性和慢性毒害或感染性疾病,以及给消费者或后代带来健康隐患。乳制品质量安全涉及了原料乳从生产到加工、到运输流通等各个环节,其中任何一个环节的不规范性操作都会影响到乳制品的质量安全。

乳品质量关系到人体健康和生命安全,是人命关天的大事。政府、奶业协会要通过新闻媒体和其他多种途径,广泛宣传乳品质量安全的重要意义,普及乳品知识,提高消费者的乳品质量安全意识。使消费者能正确判断乳品质量的优劣,提高警觉性,主动拒绝劣质乳品。

第一节　乳与乳制品中可能存在的危害

乳与乳制品中可能存在的危害主要是由于乳的污染引起的。原料乳的污染途径有多种,其中化学品污染、微生物污染、农药污染和人为掺假现象比较常见。最大限度地降低乳及乳制品中各种污染所造成的危害,关键是防止原料乳污染和加工过程中的交叉污染,全程控制乳品质量。

一、乳与乳制品的污染

(一)乳的化学污染

1.农药:主要有杀虫剂、除草剂等农药,它们来自被污染的饲料。

2.兽药:用于治牲畜疾病的抗生素、磺胺类、驱虫药等残留于乳中。

3.有害元素:主要有汞、铅、砷等有害元素。这些元素主要来自工业三废,通过食物链进入动物体内,残留于乳汁中。

4.霉菌毒素:乳中黄曲霉毒素 M1,主要来自饲料。

5.硝酸盐和亚硝酸盐:硝酸盐在人体肠道内被还原为亚硝酸盐可引起中毒,乳和乳制品中残留的硝酸盐和亚硝酸盐主要来源于饲料、生产用水或人为掺假。

6.激素:目前多种激素用于畜牧业中,如雌二醇、催产素、黄体酮

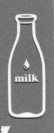

等均可引起残留。

7.电解质：为了增加乳的密度或掩盖乳的酸败，在乳中掺入电解质。

8.掺假物：水是最常见的一种掺假物质。有时乳中也可能掺入白陶土、滑石粉、大白粉和白鞋粉等物质。

(二)乳的微生物污染

乳中微生物可来自乳房内，也可来自乳制品的生产加工和流通过程。微生物污染乳后，可引起乳的酸败和人的食源性疾病。乳被微生物污染可通过两个途径：一是内源性污染，在挤出之前受到了微生物的污染。当乳畜患有结核病等人畜共患病时，可引起乳的内源性污染。影响乳制品卫生的奶牛常见疾病有结核病、布鲁氏菌病、炭疽、口蹄疫、李氏杆菌病、副伤寒和乳房炎等，尤以布鲁氏菌病、结核病和乳房炎等疾病为主。二是外源性污染，乳挤出后被微生物污染。引起二次污染的微生物数量和种类比一次污染的要多且复杂，在乳制品微生物污染方面占有重要地位，主要有体表的污染、环境的污染、容器和设备的污染几个方面。乳制品在生产加工、运输及储存过程中，使用或接触不清洁的乳桶、挤乳机、过滤纱布、过滤器、冷却器、储乳槽、乳槽车、离心机等加工设备和包装材料，是造成乳品中微生物含量极高的主要来源。此外还有工作人员的污染，如挤乳人员的手臂和衣服不清洁、患有传染病或挤乳和加工乳制品时操作不卫生，均会污染乳制品。其他方面的污染包括生产用水不卫生、苍蝇和蟑螂等昆虫的孳生，也可造成乳制品的微生物污染。乳中常见的微生物有细菌、霉菌和酵母。

1.细菌

(1)腐败菌。乳品中常见腐败菌有乳酸菌、丙酸菌、丁酸菌、大肠埃希氏菌、产气杆菌、枯草杆菌、巨大芽孢杆菌、蜡样芽孢杆菌、凝结芽孢杆菌、丁酸芽孢杆菌、酪酸梭状芽孢菌。它们来自饲料和环境,可引起乳的发酵。此外,乳中还有假单胞菌属、产碱杆菌属、小球菌属的细菌,它们存在于牛舍、饲料、粪便或环境中,使牛乳或乳制品发酵、酸败和氧化而变质。

(2)致病菌。乳中致病菌有几十种,常见的有金黄色葡萄球菌、牛分枝杆菌、溶血性链球菌、致病性大肠埃希氏菌、沙门氏菌、志贺氏菌、变形杆菌、炭疽杆菌、肉毒杆菌、布鲁氏菌、白喉杆菌和霍乱弧菌等。这些病原菌主要来源于病畜、病人和带菌者。

(3)噬菌体。噬菌体是侵入微生物中病毒的总称,故也称细菌病毒。它只能生长于宿主菌内,并在宿主菌内裂殖,导致宿主的破裂。当乳制品发酵剂受噬菌体污染后,就会导致发酵的失败,是干酪、酸奶生产中很难解决的问题。

2.真菌

(1)牛乳及乳制品中可能存在主要霉菌有根霉、毛霉、曲霉、青霉、串珠霉等,大多数(如污染于奶油、干酪表面的霉菌)属于有害菌,可引起干酪、乳酪、奶油等乳制品变质,有些霉菌可产生毒素。

(2)乳与乳制品中常见的酵母有酵母属的脆壁酵母、毕赤氏酵母属的膜醭毕赤氏酵母、德巴利氏酵母属的汉逊氏酵母和圆酵母属及假丝酵母属等。酵母可引起乳发酵,滋味发酸、发臭,干酪和炼乳罐头发生膨胀。

二、乳及乳制品中不安全因素的危害

(一)乳与乳制品中化学污染对人的危害

1.农药污染

有机氯农药进入人体后,使人体代谢缓慢,主要分布于脂肪组织,

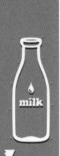

不易排除,可损害神经系统、肝脏和肾脏,并能通过胎盘影响到胎儿发育并损害生殖系统。

2.兽药污染

乳与乳制品中的抗生素残留对人体健康的影响,主要表现为过敏毒性作用、细菌耐药性、致畸、致突变和致癌作用等。

过敏与变态反应:在兽药中,青霉素、磺胺、四环素及某些氨基糖甙类抗生素潜在威胁比较大,他们具有抗原性,能刺激机体内抗体的形成。其中由于青霉素具有强抗原性而且在人与动物中被广泛使用,因而具有最大的潜在危害性。据统计,对青霉素有过敏反应的人约为0.7%~10%,过敏休克的人达0.004%~0.015%,还可能导致死亡;同时其对神经系统也有很大影响。

毒副作用:链霉素对脑神经有明显的毒副作用,能造成耳聋,对过敏胎儿更为严重;氯霉素可抑制骨髓造血细胞线粒体内蛋白质的合成,引起再生障碍性贫血,虽然发生少,但死亡率达80%。

残留在食品中的抗生素,有些经加热不能完全失活,如氨基糖甙类的链霉素、新霉素等,因此,烹调不能成为避免变态反应的措施。四环素降解产物具有更强的溶血或肝毒作用。

细菌耐药性是指某些细菌菌株对通常能抑制其生长繁殖的某种浓度的抗生素产生了抗药性。耐药菌最大的威胁是通过食物链而转移给人类,使人类感染疾病,同时给治疗疾病带来很大的困难。

一些抗菌药物具有"三致"作用。世界卫生组织食品添加剂委员会认为喹乙醇是一种基因毒剂。有证据表明,喹乙醇是一种生殖腺诱变剂。另外,四环素类、氨基糖甙类和β-内酰胺类等均被怀疑具有"三致"作用。

3.残留性激素的危害

乳畜饲养过程中大量使用性激素及其衍生物以后,在乳及乳制品中有残留,而且相当稳定,不易分解,随着食物进入人体后会产生不良后果。类固醇激素化合物对人体危害主要表现在三个方面:

(1)对人体生殖系统和生殖功能造成严重影响。如雌性激素能引发性早熟、男性女性化;雄性激素化合物能导致男性早熟、第二性征提前出现、女性男性化等。

(2)诱发癌症。如长期经食物吃进雌激素可引起子宫癌、乳腺癌、睾丸肿瘤、白血病等疾病。

(3)对人的肝脏有一定损害作用。

4.有害金属的危害

乳和乳制品中有害金属汞、铅、砷等会对人体产生危害,如有机汞化合物有95%以上被肠道吸收,因而毒性较大。甲基汞进入人体内主要蓄积于肾脏和肝脏,并能通过血脑屏障侵害脑组织,尤其是大脑和小脑的皮质部分,可干扰蛋白质代谢和酶的活性。铅也在人体内可以蓄积,其生物半衰期为4年。铅主要损害人的神经系统、造血系统和肾脏,使机体的免疫功能和生育能力下降、酶活性降低。铅对婴儿智能发育产生不可逆的损害,可导致儿童智力底下、烦躁多动、行为障碍和心理异常。长期摄入被砷污染的食品可引起砷中毒。人群流行病学调查资料表明,无机砷是肺癌和皮肤癌的诱因之一。也有报道,砷化物有致畸和致突变的作用。

(二)乳与乳制品中微生物污染的危害

乳的营养丰富、含水量高、pH值接近中性,一旦被微生物污染,在适宜环境下即可大量繁殖,引起乳的腐败变质和人畜共患病。人进食被病原菌污染的乳或乳制品会引起食物中毒现象。

1.人畜共患传染性致病菌的危害

乳及乳制品中可能出现的人畜共患致病微生物主要有结核分枝杆菌、布鲁氏杆菌、炭疽杆菌、口疫病毒、疯牛病病毒等。

结核病是由结核分枝杆菌引起的人、畜、禽共患慢性传染病。据报道,约有50余种哺乳动物、25种禽类可感染结核病,而且能在人类和多种动物之间相互传播。牛是最易染动物之一,特别是饮用带菌生牛奶易被感染。世界卫生组织早在1993年4月23日就宣布:全球结核病紧急状态。中国是全球22个结核病高负担国家之一,结核病人居世界第二位,仅次于印度。

布鲁氏菌病是由布氏杆菌属引起的人畜共患传染病,世界动物卫生组织(OIE)将其列为B类动物疫病,中国则将其列为二类动物疫病。人们生食乳或消毒不合格的乳制品有感染布鲁氏菌危险。家畜感染后,引起母畜流产、不育,并迅速在畜间传播进而引发人间布鲁氏杆菌病暴发流行,人感染后失去劳动力,引起孕妇流产。

2.一般有害微生物的危害

乳一旦被微生物污染,可引起蛋白质分解,产生吲哚、硫醇、粪臭素和硫化氢,乳糖分解产生乳酸,同时其他营养物质也发生不同程度分解。乳发生变质后,乳液脓化,颜色变黄、红或青,并出现酸味、臭味或哈喇等异常气味和滋味。人进食被微生物污染的乳或乳制品会引起食物不良反应。

三、影响我国乳原料与乳制品质量安全控制的因素

影响乳制品质量安全的因素有外部环境污染的影响、饲料添加剂的影响、有害微生物的侵入、人为操作等等,这些不安全因素潜藏在乳制品生产的各个环节中。其中影响我国乳原料与乳制品质量安全控

制的主要因素有：

1.乳原料生产过程中的不安全因素。乳原料质量的高低与奶牛饲养有着密切的关系，所以，在奶牛饲养过程中，要规范操作，加强牛奶检测，推动牛奶质量的提高。其中，奶牛饲养是影响乳制品质量提高的重要因素之一，所以，在奶牛饲养中要严格控制饲料中的农药残留，使饲料符合国家相关的标准，解决乳制品生产质量安全的隐患。

2.乳制品生产过程中存在的不安全因素。首先，乳制品加工过程中的不安全因素是影响乳制品质量安全的重要因素之一，如在乳制品加工过程中，企业不注重乳源输入管道，乳品加工设备的清洗、消毒，使所生产的乳制品质量达不到标准。其次，乳制品生产企业的管理、生产技术水平的高低也是影响乳制品生产质量安全的主要因素，如有些乳制品生产企业管理水平，生产技术水平落后，各项生产指标都无法达到国际相关规定的标准。每一项乳制品的生产都存在特定的生产工艺，只有牢牢把握每一个生产环节，强化生产管理，提高生产技术，才能从根本上保证乳制品的生产质量安全。

3.乳制品在储存、运输、销售环节中存在的影响质量的不安全因素。在当前乳制品储存、销售、运输中还存在诸多的不安全因素，乳制品如果运输、储存不当，极易发生腐蚀等物理、化学变化。除了奶粉以外的乳制品储存、运输都需要对其进行全程的冷藏，如果工作人员对其不加以重视，就会大大缩短这些乳制品的保质期。

4.乳制品被广大消费者购买后存在的不安全因素。消费者在购买乳制品后同样存在不安全因素，所以，消费者在购买乳制品后要严格遵循包装说明对乳制品进行储存和食用。

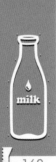

第二节　乳与乳制品的现状与发展趋势

一、我国乳制品的现状

(一)2008 年奶业三聚氰胺事件的回顾

自 2008 年三鹿奶粉被爆出含有"三聚氰胺"以来,奶制品质量安全问题引发民众关切。随后几年,国内外奶制品问题频出,涉及地区之广,品牌之多,一次次引发民众担忧,乳品行业被推到了风口浪尖。

2008 年中国奶制品污染事件是中国的一起食品安全事件。事件起因是很多食用三鹿集团生产的奶粉的婴儿被发现患有肾结石的疾病,随后在其奶粉中发现了化工原料三聚氰胺。根据公布数字,截至 2008 年 9 月 21 日,因使用婴幼儿奶粉而接受门诊治疗咨询且已康复的婴幼儿累计 39,965 人,正在住院的有 12,892 人,此前已治愈出院 1,579 人,死亡 4 人。另截至 9 月 25 日,香港有 5 人、澳门有 1 人确诊患病。事件引起各国的高度关注和对乳制品安全的担忧。

中国国家质检总局公布对国内的乳制品厂家生产的婴幼儿奶粉的三聚氰胺检验报告后,事件迅速恶化,包括伊利、蒙牛、光明、圣元及雅士利在内的多个厂家的奶粉都被检出含有三聚氰胺。该事件亦重创中国制造商品信誉,多个国家禁止了中国乳制品进口。9 月 24 日,中国国家质检总局表示,牛奶事件已得到控制,9 月 14 日以后新生产的酸乳、巴氏杀菌乳、灭菌乳等主要品种的液态奶样本的三聚氰胺抽样检测中均未检出三聚氰胺。

2011 年中央电视台《每周质量报告》调查发现,仍有七成中国民众不敢买国产奶。

(二)2016年奶业质量安全现状

2016年8月16日,由中国奶业协会组织编写的《中国奶业质量报告(2016)》(以下简称《报告》)首次向社会公开发布。《报告》显示,我国乳品质量安全水平大幅提升,2015年全国乳制品抽检合格率达到99.5%。

中国奶业协会副会长兼秘书长谷继承主持并发布了上述《报告》,他指出,为权威、全面、系统展示我国奶业发展和质量安全状况,中国奶业协会在农业部、工业和信息化部、商务部、国家卫生和计划生育委员会、国家质量监督检验检疫总局、国家食品药品监督管理总局等部委的指导和支持下,组织编写了该报告。

《报告》显示,近年来我国奶业总体上保持了稳中向好的势头,2008年以来,我国在奶牛养殖环节、收购和运输环节、乳品加工环节不断出台和完善相关的法规政策和标准制度,并大力开展奶业整顿和振兴。

从2008年以来,我国奶业实现了振兴发展,产业面貌呈现四大特征:(1)综合生产能力稳步提升,2015年我国奶类总产量达到3870万吨,居世界第三位;人均奶类消费量36.1公斤,比2008年增加5.9公斤。(2)现代奶业建设步伐加快,奶牛养殖规模化、标准化、机械化、组织化水平不断提高。2015年存栏100头以上奶牛的规模养殖比重达到48.3%,比2008年提高了28.8%,规模养殖场100%实现机械化挤奶;奶农专业合作社超过1.5万个,是2008年的7倍多;伊利、蒙牛、现代牧业、光明、三元、君乐宝、飞鹤等中国奶业前20强企业乳制品产量、销售额分别占全国的51%和54%,产业集中度进一步提高。(3)乳品质量安全水平大幅提升。2015年全国乳制品抽检合格率达到99.5%,三聚氰胺等违禁添加物检测合格率连续7年保持100%;生鲜乳中乳蛋白、乳脂肪两大营养成分平均值都已高于国家标准,也高于

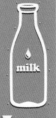

美国标准,规模养殖场生鲜乳中体细胞平均值低于欧盟限量值,菌落总数平均值低于澳大利亚限量值。(4)乳品企业竞争力进一步提升,主要乳品企业生产设备、加工技术大都源自国际知名厂商,管理运营达到国际先进水平,其中伊利、蒙牛进入世界奶业20强;君乐宝婴幼儿奶粉通过国际公认的全球食品安全标准(BRC)A+顶级认证,其婴幼儿配方奶粉经香港的严格检测和审查,已经进入香港市场;现代牧业、飞鹤乳业获得世界食品品质评鉴大会金奖。

谷继承表示,通过《中国奶业质量报告》,定期发布奶业权威信息,对客观反映我国奶业发展、监管和质量安全各方面的情况,给消费者、奶业生产者、政府之间架起沟通桥梁,对回应社会关切、普及乳品知识、引导健康消费具有重大意义。现阶段我国奶业发展虽然有一些瓶颈和困难,但是我们有信心通过不断努力实现民族奶业的振兴。

二、我国乳制品的发展趋势

(一)国内奶酪市场即将进入成长阶段

奶酪消费时代将随着国人健康意识及消费水平的提高而来临,今后五年,中国的奶酪销售额会以每年15%~20%的速度快速增长,到2020年将达到85亿元,奶酪将成为乳制品行业中最具成长潜力的品类之一。

2016年1~4月,我国奶酪进口总量达3万吨,进口总值1.31亿美元,同比增长13.13%。其中从新西兰进口1.7万吨,从澳大利亚进口0.56万吨,从美国进口0.25万吨,欧盟进口0.42万吨。进口奶酪平均价格4361美元/吨,同比下降7%。目前国内市场再制干酪占比70%,原制占比30%;餐饮占比60%,零售环节占比40%。

相对于其他乳制品,奶酪在中国尚处于发展阶段,近五年销售额高速增长：2010 年销售额为 11.5 亿，到 2015 年已经达到 35 亿的规模，年均复合增长率达到 24.93%。

（二）低温巴氏奶黄金温度 4±2℃ 将成为我国牛奶消费新趋势

4±2℃ 是低温奶的黄金温度，是消费健康与安全的新趋势。从挤奶环节到冷链配送、入场检验、预处理、均质、灭菌杀菌、发酵、灌装到最后的质检整个环节都保证 4±2℃ 温度进行，以确保产品安全、健康、营养地到达消费者手中。

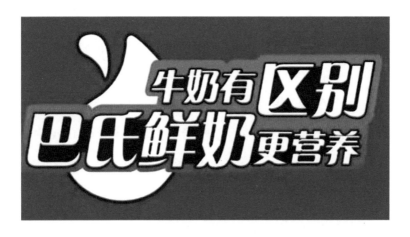

巴氏牛奶最大限度地保留了其中的生物活性物质，相比常温牛奶会更新鲜，从而具有更高的营养价值，这一点是吸引消费者选择巴氏奶的首要驱动。喝奶不仅仅是为了解决温饱，解决温饱很简单，一头奶牛好不容易挤出奶来，里面干的东西 10% 多一点点，将近 90% 全是水，更重要的是得到其他食物资源得不到的生物活性物质，而生物活性物质很娇嫩，必须在一定温度下才能存活。

无论是远道而来的进口牛奶还是国内全国性布局的内地品牌，其产品更多以常温牛奶为主，而在一个区域内很难实现真正的低温奶强势状态。但是，随着消费者认知的提高，对健康的需求越来越多，对高品质生活的追求也逐渐表现在日常的消费产品上，消费者对低温巴氏

奶的需求会逐渐增强和稳定,这正是未来区域乳品企业最直接、核心的竞争优势。

部分企业逐渐意识到自己的核心优势,并开始打出新鲜概念核心消费诉求,如"牧场在身边、奶源更新鲜""牛在身边、奶更新鲜"等等,其最终向消费者传达着一个核心诉求就是"优质的奶源、放心的牛奶、新鲜才健康"。

(三)优质牧场将成为企业未来消费传播的核心竞争力

牧场核心竞争力主要表现在生态化养殖的特点:牧场温度、湿度的科学化管理;奶牛生长环境中空气标准化监控;牧草生长土壤科学化监控和管理;奶牛饮用水监控和管理;奶牛每天运动科学化管理;奶牛每天吃的牧草种类、数量科学化管理;奶牛每天的营养精细化配比;每一头奶牛 24 小时的全程监控跟踪管理。

消费者的普遍认知是"好牧场才有好奶源,好奶源才有更新鲜、安全、营养的牛奶"。随着各大企业不断的消费教育,在消费者意识中优质的牧场再不局限于北方大草原的那种记忆了,在不断的接触和认知后,消费者更多地偏向于四季如春的牧场才有好的牧草,才能形成最优质的奶源,这些正是生态养殖未来最大的优势。科学化集约养殖模式在很多区域乳品企业中不断得到重视,也是区域乳品企业在未来应对新格局的重要武器。

生态化养殖牧场的建立,不仅集合了传统养殖的优点,更利用了现代化技术养殖技术,对每一头奶牛进行一对一管理,对每一头奶牛不同生长阶段进行科学管理。"以牛为本"是生态养殖最重要的准则,奶牛吃得健康、喝得营养、呼吸得放心都是确保每一头奶牛健康的关键,从而确保每一滴牛奶的健康。

而奶牛放养模式将不断被改变,四季如春的生态化养殖牧场将成为未来优质奶源的核心竞争力,也是消费者快速选择的最好理由。

(四)概念型产品的消费将进一步升级

以零添加为主要诉求的"简爱"无添加酸奶、辉山无添加"十天"风味酸乳、光明"如实"无添加发酵乳;以相对零添加为主要诉求的新希望"初心""城市记忆",蒙牛"纯甄常温酸奶"等,无添加是伴随健康需求最直接

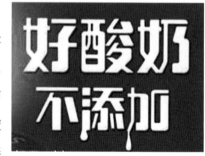

的传播,也是消费者初级认知阶段,是拉近产品与消费者距离的有效诉求,增强消费者对产品的可信度。

好牧场才有好奶源,好奶源才能生产出健康、营养的产品,有了好产品还需要企业赋予它更好的产品概念以吸引消费者初次购买,留下好的消费记忆。从而挖掘消费需求,升级不同职能的产品,提高产品与消费者之间的消费黏度。

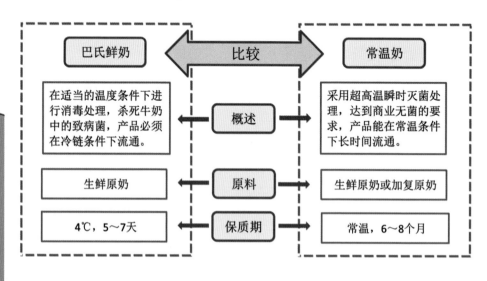

第六章　婴幼儿母乳喂养与人工喂养

　　婴幼儿的生长发育和心理发展关系到整个民族未来人口的健康与素质水平,受到喂养方式和营养状况的直接影响。许多调查显示,不同地区的婴幼儿由于喂养习惯和父母认知水平的不同,孩子在形体生长发育和心理发展中存在着一定的差异。如何养育出在形体上健壮,心智上聪慧,行动上灵活,社会关系融洽的后代,是每对父母渴望了解的内容。婴幼儿早期的营养水平对儿童少年期生长发育状态起到举足轻重的作用。而喂养方式无疑是影响婴幼儿早期营养水平的最主要因素。因此,了解母乳喂养儿与人工喂养儿在体格、智能、各种疾病患病情况、发病情况及影响母乳喂养的相关因素,对提高未来人口的健康与素质,养育一个体质强壮、智商高的孩子具有重要意义。

第一节　母乳喂养

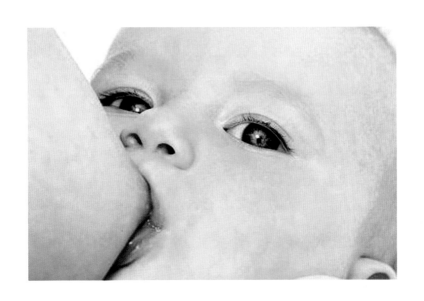

一、世界卫生组织关于母乳喂养的建议

母乳喂养是指用母亲的乳汁喂养婴儿的方式。研究显示,用母乳喂养的婴儿发展更为健康,效果包括增强免疫力、提升智力、减少婴儿猝死症的发生、减少儿童期肥胖、减少患过敏性疾病的几率等等。

在过去的几十年中,有越来越多的证据证明母乳喂养对健康有益,对此付诸实践的建议也在持续增加。

目前,世界卫生组织认为,母乳喂养可以降低儿童的死亡率,它对健康带来的益处可以延续到成人期。以人口基础而论,出生后最初 6 个月的纯母乳喂养是建议的喂养婴儿方式,接着以持续母乳喂养并添加适当的补充食品的方式进行喂养,直至 2 岁或时间更长。为了使母亲们能够实行和坚持在最初 6 个月的纯母乳喂养,世界卫生组织和联

合国儿童基金会建议,在婴儿出生的头一个小时里就开始母乳喂养。

二、母乳喂养的优点

1.母乳喂养对于后代的好处

母乳的优点不胜枚举:营养丰富,易于消化吸收,蛋白质、脂肪、糖三大营养素比例适当,适合 6 个月以下婴儿的生长发育的需要;母乳矿物质含量低,缓冲力小,对胃酸中和作用弱,有利于消化;肾溶质负荷低,有利于保护肾功能;母乳中富含乳铁蛋白、双歧因子、溶菌酶等免疫因子,可以预防婴儿肠道感染性疾病的发生;母乳还含有促进大脑发育的牛磺酸、促进组织发育的核苷酸、增强视力的 DHA 等等。母乳喂养还可以促进母子感情,有利于婴儿的健康成长,同时可以刺激子宫收缩,促进母亲早日康复。

婴儿出生后,吸吮妈妈乳房时,首先接触到的是妈妈乳头上需要氧气才能生存的需氧菌,继之是乳管内的不需要氧气也能存活的厌氧菌,然后才能吸吮到乳汁。生理母乳喂养是先喂细菌再喂乳汁的过程,这个过程能够促进婴儿肠道正常菌群的建立,不仅利于母乳的消化吸收,而且能够促进免疫系统成熟,预防过敏的发生。

具体好处还包括:

(1)母乳喂养有利于婴儿健康成长,母乳中特别是初乳,含有婴儿所需要的丰富营养,是任何乳制品不可替代的优质乳,婴儿能吮吸到母乳,对婴儿的健康成长是十分有益的,可谓是百益无害。

(2)母乳喂养有利于增强婴儿抵抗力、免疫力。母乳中,尤其是初乳中含有大量的婴儿需要的抗生素,能抗感染。因此,婴儿吮吸了母乳,就增强了婴儿的抵抗力、免疫力,让婴儿少生病或不生病。

(3)母乳喂养有利于婴儿消化和健康发育。由于母乳具有多方面的优点,且营养均衡、配比最佳,是其他食品不具有或不完全具有的优点。因此,采用母乳喂养法,有利于婴儿的消化,有利于促进婴儿健康发育,健康成长。

(4)母乳喂养有利于增进母子情感。俗话说,母子连心。新妈妈们通过婴儿吮吸母亲乳头的刺激,能增进母亲对婴儿的抚爱、关爱、疼爱之情,婴儿通过吮吸母乳,与母亲有切肤之温暖,切肤之亲近,既感到安全,又感到高兴。因此,母子之间的情感就在这微妙之中不断沟通与递进,不断增进和升华。

(5)母乳喂养经济实惠。母乳不仅对婴儿健康成长有利,对新妈妈恢复身体好,而且比其他喂养品成本低廉,经济实惠。

(6)母乳喂养方便快捷。母乳喂养的好处实在多,不仅经济实惠,而且方便快捷,是名副其实的随吃随有,很方便,很适合婴儿少食多餐的需要。因为婴儿进食不像大人,定时定量,婴儿是喊吃就要吃,慢了就哭闹不止,且无规律,如果使用其他食品喂养,很难满足这些要求和条件,只有母乳喂养才能适应与满足。

(7)母乳干净、安全。母乳无可非议,它是喂养婴儿的最佳食品。它安全、干净、无毒,无任何副作用,是天下新妈妈与生俱来的为婴儿提供的"安全粮仓"。

(8)母乳喂养可减少婴儿过敏现象。由于母乳干净、安全、无毒,无任何副作用,且拥有天然的抗生素、抗病毒素等,故用母乳喂养,可大大降低和减少婴儿的各种过敏现象的发生。如果使用其他替代品喂养,就难免产生各式各样的过敏现象,导致婴儿吃不香、睡不安、生活不适,影响婴儿健康成长。

2.母乳喂养对于母亲的好处

母乳喂养有利于产妇恢复身体健康。新妈妈通过生产,使身体、

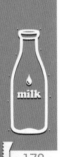

精神都发生了变化,如果产后能采用母乳喂养法,就能帮助产妇的子宫恢复,减少阴道流血,预防产妇产后贫血,促进身体康复。同时,还有助于推迟新妈妈的再妊期。

母乳喂养可减少女性患卵巢癌、乳腺癌的几率。已有科学家经过调查、统计和分析发现,将母乳喂养和非母乳喂养的新妈妈进行比对,凡使用了母乳喂养的新妈妈患卵巢癌、乳腺癌的几率要大大低于非使用母乳喂养的新妈妈们。研究表明,对孩子母乳喂养的时间长短是影响妇女患乳腺癌发病几率的重要因素,甚至超过了遗传因素。这项研究发现,妇女如果对自己的每个孩子母乳喂养超过六个月以上,就可以降低患乳腺癌几率5%,即使她们有乳腺癌的家族病史。

母乳喂养婴儿的女性与产后使用非母乳方式喂养婴儿的女性相比减肥速度更快,效果更显著。

3.药物对母乳喂养的影响

很多母亲服用的药物也可透过乳汁对婴儿产生影响。并非血液里所有的药物都能进入乳汁,因为乳腺和血液之间有一个血乳屏障。分子量在200以上的药物,不易进入乳汁。和血浆蛋白结合力低的药物,即游离型药物,易进入乳汁。不能解离的脂溶性药物容易进入乳汁。能解离的药物,有些是由碱基组成的盐,在偏碱的环境中,脂溶性增高,容易进入乳汁。还有的药物通过与载体相结合,虽然浓度低也能主动穿透血乳屏障进入乳汁。

乳母用药时应遵循以下原则:尽量不用药物治疗,必须使用时,应首先选用对婴儿影响最小的药物;应选用作用时间短的药,以减少药物的积累;应在哺乳时或哺乳后马上应用,避开在血(乳)中药物浓度高峰时哺乳;如果必须应用对婴儿有害的药物时,应暂时中断母乳喂养。

三、母乳喂养的正确方法：

1.孕前积极进行乳房保养

从怀孕第五个月开始，经常用香皂和清水擦洗乳头、乳晕，并在清洗后的乳头及乳晕上涂一层油脂，以使乳房皮肤逐渐坚韧；用热毛巾敷盖乳房并轻轻按住，用指腹在乳房周围以画圈方式进行按摩；戴宽松的胸罩，防止过紧使乳腺发育不良及胸罩上的纤毛阻塞乳腺管；每次洗澡后在乳头上涂上油脂，用拇指和食指轻轻抚摩乳头，及早向医生请教矫正内陷或扁平乳头的有效方法。

2.分娩后尽早给婴儿开奶

按照世界卫生组织和联合国儿童基金会的新规定，产后30分钟尽可能给婴儿开奶，新生儿与妈妈同室同床，以便以不定时、不定量的哺乳原则按需喂养，使婴儿得到最珍贵的初乳。虽然妈妈可能是身心疲惫，乳房也不感到胀，但一定要及早让婴儿吸吮乳房，以免失去最佳时机。

3.随时给婴儿喂母乳

一开始不必硬性规定喂母乳的次数、间隔和喂奶量，应该是每当婴儿啼哭或觉得该喂了就抱起喂母乳，婴儿能吃多少就吃多少，这样可使妈妈体内的催乳素的分泌增多，从而使泌乳量增加，并且还可预防妈妈发生乳腺炎，避免影响婴儿吃母乳。如果妈妈身体虚弱或伤口疼痛，可以采用侧卧位喂奶，但日后不宜经常躺着给婴儿喂奶，否则会影响婴儿下颌发育，日后引起畸形。

4.喂奶时要注意正确的喂奶姿势

帮助婴儿含吸住乳头及乳晕的大部分，这样可以有效地刺激泌乳反射，使婴儿能够较容易地吃到乳汁；同时注意不要留有空隙，以防空

气乘虚而入。喂完奶后,最好让婴儿趴在大人肩上,用手轻拍婴儿后背,拍出嗝来再把婴儿放下。婴儿放下后头最好偏向一侧,这样即便吐奶也不容易呛咳,避免呕吐物吸入气管。

5.科学合理摄取丰富的营养

要想乳汁分泌旺盛并营养成分优良,妈妈的热能及营养素的需要也相对增加,所以每日应多吃几餐,以 4~5 餐较为适合。要特别注意多喝一些能催乳的汤类,如炖排骨汤、炖鸡汤、炖猪蹄、豆腐汤、青菜汤等。在两餐之间最好饮水或其他饮料。如果少奶或无奶,千万不要轻易放弃,不妨请医生推荐一些催乳特餐或药膳。但并非进食得越多就越好,因为在坐月子时卧床时间多而活动减少,而摄入的却主要是高热量或肥甘的食物。如果摄入太多,不仅不能增加泌乳量,反而因造成胃肠不适而使乳汁减少。

四、母乳喂养的注意事项

1.如果母乳不足或不能母乳喂养,可以在医生指导下给予一定量的早产儿配方奶粉,并根据婴儿体格发育检测结果逐步过渡到普通配方奶粉。

2.母乳喂养的时候,大部分母亲没有月经或者没有规律的月经,但并不代表母亲不排卵。因此进行母乳喂养的同时应该注意避孕。足月阴道分娩后 12 个月内、剖宫产后 24 个月内均需严格避孕。对于母乳喂养的母亲,避孕方式可选择工具避孕(避孕套)、宫内节育器避孕(选择不含药物的种类),不宜选用口服避孕药或安全期避孕。因为口服避孕药会减少甚至消除泌乳,安全期避孕则根本不安全。

五、母乳喂养的误区：

误区一：怕肥胖

现代女性在生育后，大都急切希望能恢复昔日苗条的身材，有不少新妈妈甚至因此在生育后拒绝给婴儿哺乳，理由是怕出现乳房下垂、身材走样等的问题。

产妇大量补充营养才是造成身材走形的主因，正所谓"一个人吃两个人分量"，若能坚持母乳喂养，方可把多余的营养提供给婴儿，保持供需平衡。而且婴儿的吸吮过程反射性地促进母亲催产素的分泌，促进母亲子宫的收缩，能使产后子宫早日恢复，有利于消耗掉孕期体内堆积的脂肪。

误区二：怕劳累

新生儿在出生后 20～30 分钟之间，吸吮反射最为强烈，在出生后的第一个小时要让婴儿吮吸奶头。有不少新妈妈奶水不足，其中一个原因是对乳房的刺激不足。生产后头一两天，婴儿的吮吸对乳房的刺激，除了能让婴儿适应乳头吮吸的感觉，养成良好的吮吸习惯，也能刺激母乳的分泌，保证哺乳期乳汁的足量供应。无论是顺产或剖腹产，产妇只要掌握正确的抱婴、哺乳姿势，是不用担心扯动伤口的。

误区三：怕疼痛

有的妈妈是因为喂奶时乳房和乳头疼痛，因此不想喂养了。出现乳房疼痛、乳头皲裂其实是因为喂养方法不当所致。世界卫生组织关于《促进母乳喂养成功的十点措施》规定如下：

（1）有书面的母乳喂养政策，常规地传达到所有保健人员。

（2）对所有保健人员进行必要的技术培训，使其能实施这一政策。

（3）要把有关母乳喂养的好处及处理方法告诉所有的孕妇。

（4）帮助母亲在产后半小时内开始母乳喂养。

（5）指导母亲如何喂奶，以及在需要与其婴儿分开的情况下如何保持泌乳。

（6）除母乳外，禁止给婴儿吃任何食物及饮料，除非有医学指征。

（7）实行母婴同室，让婴儿和母亲一天24小时在一起。

（8）鼓励按需哺乳。

（9）不要给母乳喂养的婴儿吸橡皮奶头，或使用奶头作为安慰物。

（10）传达母乳喂养支持组织已建立的信息，并将出院母亲转给这些组织。

第二节　人工喂养

一、概念

人工喂养是当母亲因各种原因不能喂哺婴儿时,可选用牛、羊乳等兽乳,或其他代乳品喂养婴儿,这些统称为人工喂养。人工喂养需要适量而定,否则不利于婴儿发育。

二、注意事项

1.不同的宝宝每天需要牛奶的牛奶量是不同的,这因人而异。一般按宝宝体重算每天需要加糖牛奶100~120毫升/千克,妈妈们买了优质的奶粉后一定要按照说明书的浓度来冲调,过浓或过淡都会影响宝宝的健康。

2.冲完一次奶粉后,请检查一下是否将小匙正确放置,并每次用前都消毒。因为手上的细菌可能粘在小匙上,污染奶粉使宝宝不明不白闹肚子。

3.控制好奶的温度。宝宝的奶粉适宜用50℃~60℃的温开水冲泡,太热会破坏奶粉的营养成分。

4.每次吃剩下的奶一定要倒掉,不能留到下一餐再吃,因为牛奶很容易会造成细菌培养基,可导致宝宝腹泻及食物中毒。

5.奶瓶应洗净煮沸消毒15分钟,奶嘴煮沸5分钟即可。

6.喂奶将奶瓶后部始终略高于前部,使奶水一直充满奶嘴,避免吸入空气。人工喂养的宝宝要两餐之间适量补充水分。

7.为了保护宝宝牙齿,睡前用奶瓶喝奶的宝宝喝完奶后,再换上一些白开水喝,起到清洁口腔的作用。喂奶后可用消过毒的纱布蘸清

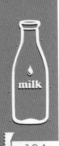

水帮宝宝擦洗牙面,每次喂奶最好不要超过15分钟,减少奶液浸泡牙齿的时间。

8.有些宝宝从母乳改喂配方奶的,由于配方奶大多味道比母乳重些,孩子很容易出现拒奶现象。妈妈要循序渐进地让宝宝改变,减少母乳,增加配方奶,或者将母乳和配方奶调在一起喂宝宝,便于宝宝逐渐习惯接受,如果宝宝不爱喝可尝试更换一种奶粉来喂。

三、人工喂养的选择

1.配方乳喂养

在没有母乳的情况下,配方乳喂养是较好的选择,特别是母乳化的配方乳。市场上配方乳种类繁多,应选择品质有保证的配方乳。有些配方乳中强化了钙、铁、维生素 D 的含量,在调配配方乳时一定要仔细阅读说明,不能随意冲调。婴儿虽有一定的消化能力,但调配过浓会增加宝宝消化的负担,冲调过稀则会影响宝宝的生长发育。

2.牛奶喂养

牛奶含有比母乳高三倍的蛋白质和钙,虽然营养丰富,但不适宜婴儿的消化能力,尤其是新生儿。牛奶中所含的脂肪以饱和脂肪酸为多,脂肪球大,又无溶脂酶,消化吸收困难。牛奶中含乳糖较少,喂哺时应加 5% ~ 8% 的糖。另外牛奶中矿物质成分较高,不仅使胃酸下降,而且加重肾脏负荷,不利于新生儿、早产儿、肾功能较差的婴儿。所以牛奶需要经过稀释、煮沸、加糖三个步骤来调整其缺点。

3.羊奶喂养

羊奶成分与牛奶相仿,蛋白质与脂肪稍多,尤以白蛋白为高,故凝块细,脂肪球也小,易消化。由于其叶酸含量低,维生素 B_{12} 也少,所以羊奶喂养的孩子应添加叶酸和维生素 B_{12},否则可引起巨幼红细胞性贫血。

4.混合喂养

混合喂养是采用母乳喂养的同时也使用代乳品来喂养婴儿。主要是母乳分泌不足或因其他原因不能完全母乳喂养时可选择这种方式。混合喂养可在每次母乳喂养后补充母乳的不足部分,也可在一天中一次或数次完全用代乳品喂养。但应注意的是母亲不要因母乳不足而放弃母乳喂养,至少坚持母乳喂养婴儿 6 个月后再完全使用代乳品。混合喂养比单纯人工喂养好,比人工喂养更有利于婴儿的健康成长。

5.添加鱼肝油

不论是母乳喂养或人工喂养的小孩,如果出生后没有注射过维生素 D,在孩子 3～4 周时应及时添加鱼肝油,以防止佝偻病的发生。由于食物(奶)中含维生素 D 较少,加之新生儿期基本没有户外活动,孩子接触不到阳光的照射,很容易发生佝偻病,出现哭闹、多汗、易惊吓等症状。鱼肝油有两类,一类是普通鱼肝油,它每毫升含维生素 D 5000 国际单位、维生素 A 50000 国际单位,这种鱼肝油长期服用会出现维生素 A 中毒,对孩子造成一定的危害;另一类是新型鱼肝油,它减少了维生素 A 的含量,降低了发生维生素 A 中毒的可能性。不管是哪种鱼肝油都不宜长期服用,因为一旦发生中毒,孩子并无特异性症状,不能早期发现。最安全和最有效的是让孩子多晒太阳,多做户外活动。

四、认识误区

鲜牛奶好

专家解误:婴儿断掉母乳后,有些妈妈直接开始给婴儿喝鲜牛奶,

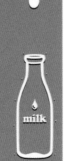

这样其实对婴儿的健康非常不利：

1.婴幼儿的胃肠道、肾脏等系统发育尚不成熟，给婴儿喝鲜奶会产生很多危害，首先，鲜奶中的钙磷比例不合适，含量较高的磷会影响钙的吸收，而高含量的酪蛋白，遇到胃酸后容易凝结成块，也不容易被胃肠道吸收。

2.鲜奶中的乳糖主要是 α 型乳糖，会抑制双歧杆菌，并促进大肠杆菌的生成，容易诱发婴儿发生胃肠道疾病。同时，鲜奶中的矿物质会加重肾脏负担，使婴儿出现慢性脱水、大便干燥、上火等症状。

3.鲜奶中的脂肪主要是动物性饱和脂肪，会刺激婴儿柔弱的肠道，使肠道发生慢性隐性失血，引起贫血，鲜奶中还缺乏脑发育所需的多不饱和脂肪酸，不利于婴儿大脑的发育。提醒一点，如果条件许可配方奶粉可以一直喝，只要注意选择适合婴儿年龄的配方奶粉即可。

奶粉贵好

专家解误：如果仔细研究一下各种奶粉的配方成分表，很容易就会发现，其实从奶粉的配方角度来讲，其中的营养成分无非就是那些，同类产品的价格都不应该相差很多。

但有些奶粉制造企业会利用妈妈们的消费心态，故意炒作价格，所以妈妈们选择的时候要擦亮眼睛。一般来说，进口奶粉相对要贵一些，但并不说明它们的质量就一定优于同类的国内奶粉。进口奶粉之所以贵，是因为要额外分担销售、运输、异地开启市场等费用和关税，而国产奶粉是据国情、人民生活水平与各类食品的比价，并延续以前国家统一的定价，所以价格相对就较低。

成分配比

专家解误：不必过于关注奶粉中包含多少营养成分。

市场上的配方奶粉，不管是国产的还是进口的，只要是喂养 1 岁内婴儿的,各种奶粉中含有的营养成分都大致与母乳接近。虽然,有些品牌的奶粉中强化了某些营养成分,但对于婴儿来说,增加的营养成分并没有对他们有什么效果。因为,除了喝奶以外,6个月以上的婴儿还要吃辅食,许多营养成分在辅食中一样可以得到补充。由此可见,父母在选购时,不必只是为了某一两种营养成分而精挑细选,更重要的是为婴儿选择那些质量可靠的厂商生产的配方奶粉。

再者,来自海外的奶粉多为根据西方人的体质特点而设计,配方未达到本土化。纵然个别成分技术领先,却未必适合中国婴儿的体质。

香浓的好

专家解误:奶粉原本淡香、无特殊气味。由于中国人饮食讲究色、香、味,因此生产商就有意识地在奶粉中添加一些香兰素、奶香精等芳香物质,使其冲饮时香气扑鼻,以增强人的食欲。但芳香物质仅能改变奶粉的口感,并不能增加奶粉的营养。所以,奶粉不能仅以味道是否香浓来论其好坏。

速溶的好

专家解误:奶粉速溶度高确实可以省事,但这只是奶粉的一项外在感官指标,并不代表奶粉有更好的营养成分,尤其是配方奶粉。因为,配方奶粉是奶粉、乳清粉、奶油粉、微量元素等诸多原料混合而成的,而实际上这些原料的质地、多寡、配比,才是决定奶粉质量的关键因素。

钙量高好

专家解误:其实各厂家的配方奶粉原料牛奶本身的含钙量差别并不大,但有些厂家为了寻找卖点,在天然牛奶当中加进了化学钙,人为提高了产品的含钙量,但过多的化学钙并不能被人体所吸收利用,反而会使大便变得坚硬,难以排出,久而久之还容易在人体中沉淀,甚至

造成结石。

加糖败火

专家解误：许多父母认为喝奶粉婴儿容易上火，总是要加一些糖"败火"。有的甚至一勺奶粉就要配一勺糖，这种做法是不对的。按照配方奶粉的成分，饮用时并不需要另外加糖。如果加糖过多，会导致营养搭配不合理，造成婴儿体内高糖，容易导致婴儿肥胖。

奶粉就够

专家解误：母乳或奶粉虽能为婴儿提供生长发育所需要的大部分营养，但它还满足不了全部营养需求。如果不及时增添辅食，就会引起一些营养素缺乏，如贫血、缺锌等。因此，一定要按月龄为婴儿添加辅食。4 个月开始逐渐加蛋黄，5 个月大的时候喂菜泥，6 个月喂鱼泥，8 个月喂碎豆腐、动物血和肝泥。这些辅食的添加，能满足婴儿身体的快速生长发育。

第七章　乳酸菌与人体健康

第一节　乳酸菌概况

乳酸菌是一种存在于人类体内的益生菌。乳酸菌能够将碳水化合物发酵成乳酸,因而得名。益生菌能够帮助消化,有助人体肠胃的健康,因此常被视为健康食品。

乳酸菌是一类能利用可发酵碳水化合物产生大量乳酸的细菌的通称。这类细菌在自然界分布极为广泛,具有丰富的物种多样性。它们不仅是研究分类、生化、遗传、分子生物学和基因工程的理想材料,在理论上具有重要的学术价值,而且在工业、农牧业、食品和医药等与人类生活密切相关的重要领域应用价值也极高。此外,这类菌中有些细菌又是人畜的致病菌,因此受到人们极大的关注和重视。

凡是能从葡萄糖或乳糖的发酵过程中产生乳酸的细菌统称为乳酸菌。这是一群相当庞杂的细菌,目前至少可分为 18 个属,共有 200 多种。除极少数外,其中绝大部分都是人体内必不可少的且具有重要生理功能的菌群,其广泛存在于人体的肠道中。目前已被国内外生物学家所证实,肠内乳酸菌与健康长寿有着非常密切的关系。

吃出营养 吃出健康——乳品的科学吃味

第二节 研究历史

乳酸菌的应用历史非常悠久,远在古代,人类就在食品酿造与加工上不自觉地应用了乳酸菌。公元前 641 年,唐朝文成公主进藏时就有"酸奶"的记载。但人类能够科学地研究并利用乳酸菌却始于 19 世纪中叶,法国的巴斯德在研究酒变酸的原因时首先发现了它。在这之后,英国的利斯特、俄国的凯姆和法国的蒂塞尔分别于 1857 年、1882 年和 1899 年先后发现了乳链球菌、乳杆菌和双歧杆菌。近些年来,由于确认了乳酸菌尤其是双歧杆菌、嗜酸乳杆菌等肠道有益菌的许多重要生理功能,各种乳酸菌发酵制品由此风靡全世界。传统的乳酸菌发酵制品有保加利亚酸奶、累本、达喜、开菲尔奶酒和马奶酒等。随着现代食品科学技术的发展,利用天然的或经筛选的乳酸菌来发酵生产,已经有多种不同类型的发酵乳制品,如酸牛奶、发酵酸奶油、酸性酪乳、干酪、酸性稀奶油、双歧杆菌乳、嗜酸菌乳、酸牛奶酒和活性乳酸菌饮料等等。

早在 20 世纪初,俄国著名的生物学家、诺贝尔奖获得者梅契尼柯夫(Mechnikoff,1845—1916)在他的"长寿学说"里已明确指出,保加利亚的巴尔干岛地区居民,日常生活中经常饮用的酸奶中含有大量的乳酸菌,这些乳酸菌能够定植在人体内,有效地抑制有害菌的生长,减少由于肠道内有害菌产生的毒素对整个机体的毒害,这是保加利亚地区居民长寿的重要原因。这个具有划时代意义的"长寿学说",为人类利用乳酸菌生产健康食品开创了新纪元。今天,利用乳酸菌生产的健康食品已经一跃成为全世界关注的健康食品。

早在 5000 年前人类就已经在使用乳酸菌。到目前为止,人类日常食用的泡菜、酸奶、酱油、豆豉（纳豆菌）等，都是应用乳酸菌这种原始而简单的随机天然发酵的代谢产物。

目前，有益菌已经开始逐渐流行，大多数家长都会为儿童补充有益菌。例如在宝宝每天要冲饮的奶粉（牛奶）中添加一些益生菌，不仅能够扼制肠内有害菌群的产生，还能为肠内有益菌提供良好的生长环境，造就健康肠道。含有枯草芽孢杆菌的，对乳糖分解有很好的效果，有助于孩子对牛奶或奶粉的消化、吸收。有益菌能够促进奶粉、牛奶中含有的蛋白质等营养成分的吸收，它含有必需营养素代谢以及生长发育所必要的维生素 B_1、B_2、B_6，有助于孩子良好的成长发育。

在发酵型乳酸菌饮品已有上百年历史的欧美国家，发酵型乳酸菌奶饮料在乳制品市场的比例高达 80%。2016 年数据显示，随着消费者健康意识的提高，中国乳酸菌市场发展迅猛，产业规模已经超过 200 亿元人民币，中国的乳酸菌产业正处于快速发展期，正以每年 25% 的速度递增。中国乳酸菌奶饮品的年总产量已突破 100 万吨。随着消费者的需求增长，国内乳品企业也开始发力乳酸菌产品市场。未来五年将是中国乳酸菌行业快速发展的黄金时期。

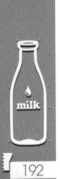

第三节　乳酸菌的作用机理

　　乳酸菌在动物体内能发挥许多的生理功能。大量研究资料表明,乳酸菌能促进动物生长,调节胃肠道正常菌群、维持微生态平衡,从而改善胃肠道功能;提高食物消化率和生物效价;降低血清胆固醇,控制内毒素;抑制肠道内腐败菌生长;提高机体免疫力等。

　　乳酸菌通过发酵产生的有机酸、特殊酶系、酸菌素等物质具有特殊生理功能,可刺激组织发育,对机体的营养状态、生理功能、免疫反应和应激反应等产生作用。具体的作用机理如下:

　　1.提供营养物质,促进机体生长。

　　乳酸菌如果能在体内正常发挥代谢活性,就能直接为宿主提供可利用的必需氨基酸和各种维生素(维生素 B 族和 K 等),还可提高矿物元素的生物活性,进而达到为宿主提供必需营养物质、增强动物的营养代谢、直接促进其生长的作用。

　　2.改善胃肠道功能,维持肠道菌群平衡。

　　动物的整个消化道在正常情况下都寄生有大量微生物。就其作用而言,可分为三类:

　　①共生性类型,主要是兼性厌氧菌,在生态平衡时,它们的维生素和蛋白质合成、消化吸收、生物拮抗和免疫等功能对宿主有利。

　　②致病性类型,正常情况下数量少,寄生于正常部位,不至于使宿主发病。若失控,则会导致宿主的不良反应。

　　③中间性类型,即同时具有生理和致病两种作用。微生物群的平衡对机体的健康十分重要,而乳酸菌就能够调节这种微生态平衡,保障宿主正常生理状态。乳酸菌是肠道常在菌(常生菌),畜禽服用乳酸

菌后,可以改变肠道内环境,抑制有害菌繁殖,调整胃肠道菌群平衡。乳酸菌通过黏附素与肠黏膜细胞紧密结合,在肠黏膜表面定植占位,成为生理屏障的主要组成部分,从而达到恢复宿主抵抗力、修复肠道菌群屏障、治愈肠道疾病的作用。如果这个屏障遭到抗生素或其他因素的破坏,宿主丧失了对外来菌的抵抗力,会使具有耐药性的肠内菌异常增殖而取代优势菌的位置,造成肠道内微生态平衡的失调。

3.改善免疫能力。

乳酸杆菌和双歧杆菌一方面能明显激活巨噬细胞的吞噬作用,另一方面由于它能在肠道定植,相当于天然自动免疫。它们还能刺激腹膜巨噬细胞、诱导产生干扰素、促进细胞分裂、产生抗体及促进细胞免疫等,所以能增强机体的非特异性和特异性免疫反应,提高机体的抗病能力。当异物侵入机体时,免疫细胞被乳酸菌激活,增强了机体对异物产生抗体的作用。

4.抗菌作用。

研究资料表明,乳酸菌对一些腐败菌和低温细菌有较好的抑制作用,可用于防治腹泻、下痢、肠炎、便秘和由于肠道功能紊乱引起的多种疾病以及皮肤炎症。其抗菌机制主要表现在以下几个方面:

①产生的乳酸等有机酸能显著降低环境 pH 值和 Eh(氧化还原电位)值,使肠内处于酸性环境,对于致病菌如痢疾杆菌、伤寒杆菌、副伤寒杆菌、弯曲杆菌、葡萄球菌等有拮抗作用。

②产生的过氧化氢能够激活牛乳中的"过氧化氢酶—硫氰酸"系统,抑制和杀灭革兰氏阴性菌、过氧化氢酶阳性细菌如假单胞菌属、大肠杆菌类和沙门氏菌属等。

③产生类似细菌素的细小蛋白质或肽类(抗菌肽),如各种乳酸杆菌素和双歧菌素,对葡萄球菌、梭状芽孢杆菌以及沙门氏菌和志贺氏

菌有拮抗作用。

另外,双歧杆菌等还可将结合的胆酸分解为游离的肌酸,后者对细菌的抑制作用比前者更强。

乳酸菌类微生态制剂为饲料和畜牧水产养殖业提供了一条高效、无害、无污染的新选择。随着越来越多的新菌种和特异性菌株在生产中使用,我们要充分考虑动物菌群自身特点以及寄生与环境之间的关系,科学合理地使用,使其达到最大的生态效应和经济效益。

第四节　乳酸菌的工业用途

常用于制造酸奶、乳酪、酸菜、啤酒、葡萄酒、泡菜、腌渍食品和其他发酵食品。在牛奶中加入乳酸菌可提高牛奶保健作用。

经乳酸菌发酵的乳酸菌奶酪蛋白及乳脂被转化为短肽、氨基酸和小分子的游离脂类等更易被人体吸收的小分子。奶中丰富的乳糖已被分解成乳酸,乳酸与钙结合形成乳酸钙,极易被人体吸收,也可被乳糖不耐症人群选用。乳酸菌奶能促进胃液分泌,促进消化,对胃具有保养功能,并能抑制肠道内腐败菌的生长,其生物保健价值远远高于牛奶。

不同的研究或者接种不同类型的乳酸菌有不同的结果。一般接种同型乳酸菌(如乳酸片球菌、植物胚芽乳杆菌、酪蛋白乳杆菌、粪链球菌、戊糖片球菌)可降低青贮饲料 pH 值,增加乳酸含量,降低丁酸含量;接种异型乳酸菌(如布氏乳杆菌、发酵乳杆菌)则提高青贮饲料 pH 值,增加乙酸的生成。

饲料中添加乳酸菌,能提高蛋雏鸡成活率和日增重,可使断乳后仔犬体重显著增加,因此显著提高饲料利用率。

乳酸菌常用于生物防腐,研究表明,用乳酸菌发酵液保鲜肉品,可以抑制肉品中的致病菌和腐败菌的生长,保存风味物质,不改变食品组织状态,而且在正常冷却储存条件下,也不影响食品的感官特性。

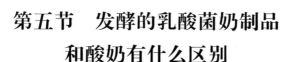

第五节　发酵的乳酸菌奶制品和酸奶有什么区别

　　"益生菌"成分其实就是"乳酸菌"，是发酵酸奶时所必需的。益生菌酸奶、凝固型酸奶、优酪乳等产品都属于酸牛奶，这些附加名都只是商品名称，酸牛奶、乳酸饮料的字样才表明了产品的真实属性，消费者在选购时应该注意区别。对此，有关专家表示，目前市场上宣称的各种菌群确实对人体有益，有着不同于一般"乳酸菌"的功效。像添加"双歧乳酸杆菌"的酸奶，其实就是在乳酸杆菌中添加了以低聚果糖或异麦芽糖为主的双歧因子，让菌群更快繁殖，促进人体吸收。然而，目前益生菌酸奶宣传的"益生菌"概念模糊，对宣称的"平衡和改善胃肠功能""增强人体自身免疫能力""排除毒素""预防龋齿"等保健功能还缺乏有力的科学研究证据，存在商业炒作嫌疑。目前，由于有关部门尚未出台对此类商品名称和产品属性标注的相关法规，也没有一套完整的体系来进行监控，一些酸奶品牌包装上虽然标注着高科技益生菌群，但到底有无添加、添加了多少都是厂家自说自话，实际上可能与普通酸奶并无多大差异。事实上，有专家指出，虽说刚出厂的产品中含有50亿甚至100亿个活性菌，但除三五个菌种耐酸性较强外，大部分"益生菌"缺乏耐酸性，难以抵抗胃液的强酸作用，根本无法到达肠道发生作用。而且如果超市的销售环境无法保障低温环境，也致使活性益生菌在存放过程中大量死亡。质监部门工作人员表示，市场上出现的各种益生菌酸奶，如果不能出示相关的功能证明，是不能随便使用该名称的。同时，对于产品保健功能的宣传，国家已有相关明文规定，酸奶属于食品类产品，不能随便宣传保健功效，否则属于违法。